SPA IS MY PASSION

SPA IS MY PASSION

SPA IS MY PASSION

SPA MINAT DAN BAKATKU

ROSE, ANA, PUTU, NENGAH DAN OKA

SPA MINAT DAN BAKATKU

SERIAL SPA DI BALI

ETIK ISTANTIANA
LUH PUTU SARINADI
NENGAH NGENTEG
NI PUTU OKA ASTINI
ROSTIARA SILALAHI

SPA is My Passion - SPA, Minat dan Bakatku
Copyright (c)2020
additional owner and copyright by Rymiomedia

Bibliography: cover+greeting+preface+toc+content
xii+ 108 pages+ index+references

1st ed., in bilingual edition

Writers:
Etik Istantiana
Luh Putu Sarinadi
Nengah Ngenteg
Ni Putu Oka Astini
Rostiara Silalahi

Editor: Justitia Anissa
Legal & Translator : Debbie Dyah Anggari

ISBN : 9781704843735
Publisher: kdp.amazon.com
Printed by: kdp.amazon

Permission Cover and Text Design: Rymiomedia
Graha BK3SDKI,Jl. Salemba Tengah No. 5, Jakarta ,10440

The well developed of SPA industry in Indonesia would improve the local economy , create new entrepreneurs and the welfare of the community But this must be balanced with the provision of healthy, useful products, skilled human resources and obey the professional code of ethics, **Puan Maharani**, *Chair of The House of Representatives, quoted from antaranews 9/10/19*

Buku bagus ini memberi gambaran bahwa
kata SPA yang populer belakangan ini telah menjelma
menjadi industri;
beberapa orang memandang SPA dengan
cara yang benar dan baik, beberapa yang lain masih
memandang kehadiran SPA dengan kacamata sempit
yang hanya dikaitkan dengan sosok panti pijat.
Untuk mengubah pandangan sempit adalah tugas para
terapis dan itu mudah dilakukan oleh para terapis yang
melakukan pekerjaannya dengan spirit dan passion.
Karena sesungguhnya para terapis adalah
komunikator yang berhadapan
langsung dengan khalayak. Para terapis di Bali telah
mampu melakukan peranan tersebut sehingga berhasil
mewujudkan industri SPA BALi yang marak, mudah
ditemui di kota, kabupaten dan pelosok desa.
Saya setuju bahwa kuncinya ya spirit dan passion itu
persis seperti isi utama buku ini.,
Prof.Dr. Budihardjo,
Guru Besar Ilmu Komunikasi Universitas Dr. Moestopo, Jakarta

SEKAPUR SIRIH

Bicara SPA tidak hanya sesederhana berbicara soal pijatan dan jasa perawatan. Elemen yang terlibat untuk memberikan satu jasa perawatan yang terbaik, berkualitas adalah sangat luas. Dari behind the scene, dapur SPA sampai ke keuntungan dan penghasilan yang bisa didapatkan dari sebuah SPA.

Dalam proses ini semua harus dibutuhkan, pengetahuan, passion akan SPA dan kreatifitas untuk memenuhi standard dan harapan masing2 pemilik SPA.

Dan bidang SPA ini selalu berevolusi dan berkembang. Indonesia sendiri sudah kaya dari sumber sumber yang tersedia dan sejarah perawatannya, dengan kreatifitas dan peningkatan akan kebutuhan SPA, Indonesia dan BALI khususnya menjadi tujuan SPA yang selalu ada di jajaran atas bagi pengunjung Internasional.

Lulu S Widjaja
Bali SPA and Wellness Association Advisor

KATA PENGANTAR

Ketika seorang praktisi media diminta menjadi guru dan konsultan SPA dadakan maka kembalilah kepada habitnya: mencari bibit-bibit penulis baru yang menulis karena kebutuhan profesinya. Saat ini masih banyak sekali profesi yang belum ditulis oleh figur-figur sebenarnya; pelaku kegiatan, tokoh kegiatan.

Maka tugas selanjutnya mengantarkan lima orang praktisi SPA di Bali untuk mempunyai keberanian dan kepercayaan diri menuliskan sendiri profesi yang digelutinya.

Kelima penulis ini antusias sekali. Kelima penulis ini memutuskan menyajikan bahasan pokok tentang SPA dari sisi sejarah, spirit, passion, konsep hingga teknik dan perawatan.

Penulisan singkat dan sekilas merupakan cara kritis para praktisi ini menyikapi bidang pekerjaan yang lebih dari sepuluh tahun digeluti. Mereka adalah sebagian yang memberi andil maraknya pertumbuhan SPA. Lebih spesifik kelima orang ini mewakili profesinya memberikan kontribusi mewujudkan Industri SPA di Bali yang mampu go internasional.

Kelima penulis ini sangat berharap para terapis yang sudah ada dan yang masih baru mempunyai kedalaman kualitas dan pemahaman tentang pekerjaannya. Mereka berharap para terapis bekerja tidak asal bekerja tetapi bekerja dengan hati karena panggilan jiwa.

Pada bagian lain sebagai para penulis pemula tulisan jujur di dalam buku sederhana ini sarat isi dan pengetahuan yang sangat berguna bagi para terapis, pelaku bisnis, wisatawan dan peminat SPA. Semoga bermanfaat.

Ubud, Januari 2020

DAFTAR ISI - CONTENTS IN BRIEF

PENDAHULUAN: SPA IS MY PASSION

Rostiara Silalahi

Banyak orang bilang bekerjalah dengan passion dan segala apa yang dilakukan dengan passion akan memberikan hasil menakjubkan. Hasil yang menakjubkan akan menghadirkan antara lain kestabilan omzet.

Juga dalam bisnis SPA hanya SPA yang berhasil menjaga hubungan dengan para kliennya mempunyai masa depan yang cerah sehingga omzetnya relatif stabil. Keadaan itu sangat bergantung pada para terapisnya. Terapis sebagai ujung tombak diharapkan mampu dan mau bekerja dengan apa yang dijuluki " SPIRIT in SPA". Jika para terapis yang demikian dilengkapi dengan kehadiran manajer SPA yang juga memiliki Spirit in SPA yang sejajar dan atau bahkan lebih tinggi bisa diharapkan tingkat kunjungan klien bersifat optimis. Keadaan seperti itu diyakini banyak orang lebih berhasil diciptakan jika sebuah team kerja didukung oleh para anggotanya yang punya 'passion'. Para terapis memiliki passion pada profesi dan pekerjaannya, sehingga melakukan pekerjaannya dengan senang hati sebagai panggilan jiwa.

Berikut adalah penuturan seorang manajer SPA tentang passion yang membawanya pada kenyamanan bekerja dan kelanggengan berusaha.

SPA menjadi titian karir saya bermula.

Konon katanya SPA adalah tempat yang tidak patut untuk dikunjungi karena kesalahan pengertian tentang SPA tersebut. Itulah yang menjadi awalnya ketakutan saya untuk melangkah. Dan minimnya pengertian masyarakat terutama keluarga saya, hingga akhirnya hampir setahun saya tidak memberitahukan apa yang menjadi pekerjaan saya di Bali.

Perkenalkan Nama Saya Rostiara Silalahi, Saat ini saya berumur 42 tahun. Asal usul sekolah saya adalah dari Sekolah Menengah Industri Pariwisata Jurusan Usaha Perhotelan. Setidaknya saya mempunyai back ground dari Hospitality Industri selama tiga tahun.

Di tahun 1996 mencari pekerjaan di Bali tidaklah mudah apabila tidak ada relasi atau hubungan dengan salah satu karyawan yang bekerja di perusahaan yang hendak saya lamar.

Pertama kali saya mengadakan training praktek di sebuah hotel di Bali, sebagai waitress. Selama 6 bulan saya mendalami pekerjaan tersebut. Beranjak ke department yang lain sebagai Guest Relation Officer selama 6 bulan dengan keduanya mendapat predikat very good (sangat baik).

Pengalaman ini yang menjadi guru bagi saya dan menjadi keberanian saya untuk berkecimpung di hospitality industry perhotelan.

Saya pernah bekerja di sebuah Perusahaan Water Sport, Restaurant dan Cruise, selama hampir dua tahun sebagai Cashier. Pada tahun 2000 saya mendapat peluang untuk bekerja di sebuah Galeri Lukisan dan selama empat tahun saya belajar manajemen sendiri. Keinginan saya sedari kecil saya sangat ingin keluar negeri, cita-cita saya keluar negeriS mungkin jlaan jalan kalau uang tabungan saya banyak atau kalau bisa bekerja, bekerja di luar negeri. Maka ketika ada tawaran pekerjaan sebagai terapis dengan lokasi pekerjaan di luar negeri saya punya keberanian untuk melangkah, saya pun memutuskan untuk merambah karir keluar negeri .

Sempat agak berfikir panjang dengan keputusan yang lama karena SPA seperti di benak saya masih kurang mengerti dan tidak punya pengalaman tentunya. Tahun 2004 mendapat training sebagai SPA terapis. Tahun 2005 singkat cerita saya berangkat ke luar negeri. Karir sebagai terapis saya terima dengan berat hati dan dibalik itu ada keinginan yang tersembunyi di benak saya.

Sebagai terapis adalah pekerjaan yang mulia bagi saya karena yang saya tahu SPA adalah tempat membuat orang senang karena rilex. Terutama saya bangga bisa pegang atau sentuh badan orang luar negeri. Sambil punya perasaan geli di hati saya dan menghibur hati saya. Sambil teringat pernah menangani perawatan kuku, mnicure dan pedicure, seorang Ratu.

Di tempat bekerja saya belajar tentang SPA dengan jelas; saya memahami arti SPA itu sendiri, bukan secara esek-esek seperti anggapan masyarakat awam. Bekerja sebagai terapis mendalami konsep dasar dan makna SPA saya tekuni selama hanya 6 bulan. Kemudian manejemen melihat saya ada sesuatu yang tergali dan punya keahlian yang khusus di SPA Reception. Bahasa yang menjadi kemampuan saya untuk bisa berkomunikasi, dan mampu menjual suatu produk yang mahal dan target yang tinggi, ... wah jualan suatu produk itu kebanggaan saya hingga bisa mengantongi uang komisi yang banyak bahkan mampu menghidupi saya untuk membeli keperluan sehari hari. Dan pada saat itu saya mendapat penghargaan Best Seller Retail.

Sebagai SPA Reception saya menjalankan tugas dan mampu memberikan hasil yang bagus terhadap perusahaan. Bekerja di luar negeri dua tahun sebagai SPA Reception memberi hasil yang memuaskan.

Pengalaman demi pengalaman terlampaui hingga pernah membantu sebagai SPA Manager pada saat pembukaan SPA baru. Berbagi pengalaman, mengajari staff baru hanya karena saya mau dan mampu untuk bekerja dengan tulus, ihklas dan senang tentunya.

Kembali ke Indonesia tahun 2007 saya memulai karir sebagai Assistant SPA Manager. Tahun 2009 sudah menjadi SPA Manager. Akhirnya mimpi saya menjadi kenyataan.

Tentunya dengan berbagai macam proses, tidaklah gampang berhadapan dengan atasan, bawahan, dan klien.   Terutama klien yang menjadi tujuan dan sasaran utama. Apabila klien tidak ada maka tidaklah mood, semangat, untuk tetap menjaga kredibilitas sebagai SPA Manager yang katanya ahli dalam bidangnya.

Maka saya bilang kepada diri saya : "Saya Bisa , Saya Mampu dan Saya Harus Semangat".

Banyak sekali kesempatan mengikuti pelatihan dan training yang saya ikuti untuk mendukung karir saya. Dan saya tidak akan pernah merasa puas karena saya ingin melanjutkan karir saya ke selanjutnya. Dan saat ini saya mengikuti Program Manajemen, yang menjadi Slogan saya "Learn Never End"

Sulit untuk membuat klien relax. Banyak klien yang stress dan capek. Kalau hasil dari pekerjaan kita tidak membuat perubahan kepada mereka yang datang pada saat mereka pulang. Tamu juga tidak akan mempengaruhi teman mereka, mempromosikan Bali dari mulut ke mulut; dari negara di negara asalnya. Karena pelayanan sebagai karyawan haruslah sepenuhnya memberikan kepuasan sesuai dengan keinginan klien. Apa yang klien inginkan sesuai dengan apa yang diharapkan. Oleh karena klien sudah membayar dan mengeluarkan biaya maka mereka berhak mendapatkan kepuasan. Apa yang mereka harapkan sesuai dengan apa yang mereka bayarkan.

ME AND MYSELF

Saya menyukai bekerja di SPA oleh karena saya menemukan jati diri saya di SPA. Saya bisa memberikan kebahagiaan kepada klien oleh karena saya tahu kebahagiaan diri saya dalam melayani klien. Selalu senyum memberi dampak bagi saya, dan juga memberi dampak bagi klien atau siapapun yang bertemu dengan saya. Saya mendapatkan perawatan dan bisa menjelaskan kepada klien bagian pokok yang mana dan tepat saat proses perawatan yang dibutuhkan klien.

Argh,... bekerja di SPA bagi saya seperti wisata, ada kunjungan dengan tujuan meremajakan diri. Ada tujuan holistic seperti ketenangan dengan adanya music. Terapis menyentuh dengan pijatan yang menimbulkan rasa tenang. Adanya kenangan yang tercipta dengan adanya aroma terapi yang bisa dibawa pulang setelah melakukan proses perawatan. Serangkaian ritual yang dilakukan di perawatan SPA akan menambah rasa yang lebih tenang dan nyaman di tempat perawatan.

Sebagai seorang manajer, saya tidak bosan untuk mengajarkan ilmu-ilmu yang saya dapatkan kepada para staff saya. Toh saya mendapatkan ilmu dan pengetahuan itu dibiayai oleh tempat saya bekerja hingga bisa dibilang secara cuma cuma. Membagi pengetahuan dengan tulus menularkan prilaku agar tetap setia kepada hal hal kecil yang bisa membuat staff semakin maju dalam pelayanan kepada klien.

Pun, yang saya tetap tanamkan kepada mereka adalah melayani dengan hati yang tulus. Tidak mudah untuk mengeluh dan bersungut sungut dalam melakukan setiap pekerjaan sekalipun tidak sesuai dengan keadaan hati.

Melihat ke belakang pekerjaan yang saya lalui saling mengisi dan memperkaya pengetahuan, keahlian dan ketrampilan saya saat ini.

Memulai sebagai waitress adalah modal bagi saya untuk mengetahui table manner yang benar. Dan klien klien yang datang ke hotel bintang lima adalah sesuai dengan table manner. Tentunya karena saya punya pengalaman tersebut maka saya tidak merasa ketinggalan atau katrok terhadap semua orang, baik staff atau klien atau siapapun. Sebagai guest relation officer merupakan modal bagi saya untuk bisa dengan luwes berbicara terhadap setiap yang datang ke SPA. Tentunya dengan mempunyai keahlian berbahasa asing sebagai jembatan untuk bisa berkomunikasi dengan langsung dan dekat dengan klien. Akrab dengan klien dengan mengetahui apa yang menjadi tujuan utama mereka datang berkunjung ke Bali. Kitapun dituntut mampu untuk berkomunikasi dengan orang mancanegara dan domestik dari beragam kelas sosial dengan tidak ketinggalan jaman.

Pernah menjabat sebagai Kasir di tempat kerja yang berlokasi di luar negeri juga modal besar saya saat berhadapan dengan target dan pencapaian penghitungan revenue di SPA setiap hari. Menentukan budget atau anggaran, karena sudah sering berhitung maka pengalaman tersebut membantu saya untuk familiar dengan perhitungan kurs valuta asing dan lain lain yang berhubungan dengan matematika bisnis.

Semua itu menjadi faktor penunjang karir saya di SPA Industri.

Saat ini saya tidak merasa enggan lagi untuk memberitahukan kepada semua orang terutama keluarga saya. Sebaliknya "saya bangga", Saya bekerja di SPA dan bisa membuahkan hasil, saya mempunyai harga pengalaman yang tidak bisa dibayar dengan apapun.

Pernah bekerja di luar negeri. Pernah sebagai bawahan, dan saat ini menjadi atasan dan tentunya saya akan tetap berusaha untuk lebih maju dan meningkat kepada jenjang karir berikutnya. Saya akan tetap memperdalam ilmu di bagian SPA dan yang lainnya. Sebuah profesi SPA Manager yang berkompetensi dan mampu mengelola SPA Bisnis yang akan menjadi mimpi kedua saya.

SPA adalah tempat santai bagi klien. Dan klien yang saya hadapi mendapat kepuasan setelah berkunjung ke SPA dimana "saya berada". Sehingga mereka membawa kenangan yang baik saat bertemu dengan saya di SPA "tempat saya berkarya" tentunya.

SPA is My Passion, judul ini muncul apabila orang bertanya darimana saya bermula dengan karir saya sebagai SPA Manager. Akhirnya saya nyantol di dunia SPA. Menjadi sosok yang bergulir dari seorang terapis hingga menjadi manajer SPA dituntut harus selalu memperharui pengetahuannya setiap saat. Pengetahuan teknis dan pengetahuan pendukung yang senantiasa terus berkembang. Pengetahuan dasar seperti Sejarah SPA, Aromaterapi dan sejenis itu sudah menjadi hal yang wajib dimiliki.

Kawan-kawan saya berikut ini adalah figur figur yang mempunyai keahlian dan pengalaman tersendiri dibidang yang mereka geluti. Ikuti terus yuk.

DARI SPA HINGGA AROMA TERAPI

Etik Istantiana

SEJARAH SPA

SPA berasal dari bahasa latin : Sante Par Aqua atau Solus per Aqua. Keduanya memiliki arti yang sama, yaitu : Sehat Melalui Air. Air digunakan karena dipercaya mampu memberikan efek penyegaran pada badan yang letih bahkan dapat membawa kesembuhan.

Contohnya adalah tempat pemandian air panas yang mendapat efek panas dari belerang.

Tapi istilah 'SPA' sering dikaitkan dengan kata 'SPAU' yang merupakan nama sebuah desa di dekat Liegi, Belgia. Di daerah itu terdapat sebuah sumber air mineral yang dapat menyembuhkan berbagai masalah kulit.

Sebagai suatu metode pengobatan kuno, penobatan SPA telah di kenal sejak jaman mesir kuno. Penggunaan SPA sebagai sarana pengobatan telah tercantum dalam suatu keputusan medis pada tahu 1500 SM dengan judul Rig Veda yang berarti " Perawatan air untuk penyembuhan demam". dalam dunia kedokteran,

"Hipokrates" sebagai bapak kedokteran moderen telah mengunakan SPA secara luas untuk pengobatan sejak tahun 400 SM. Ia juga menjelaskan secara luas indikasi dan kontra-indikasi perawatan dengan air. prinsip-prinsip dasar yang di uraikan hipokrates ini menjadi titik tolak munculnya SPA Medic (Terapi air).

Pada tahun 1571 ketika William Slingsby menemukan bahwa efek obat dari musim semi yg mengandung besi di Yorkshire. Ia kemudian membuat ruang tertutup dari mata air yg mengandung besi,yang ia sebut "Harrogate".Ini dianggap sebagai resor SPA pertama di Inggris yang memanfaatkan pengobatan air.Praktek sumber air panas atau dingin dimulai pada zaman kuno prasejarah dengan harapan untuk menemukan obat untuk beberapa penyakit. Ketika arkeolog menemukan sumber air panas di Prancis dan Cekoslovakia yang mengungkapkan persembahan dan persenjataan di zaman Perunggu. Di Inggris, legenda kuno dimulai jaman raja Celtic karena penemuan sumber air panas di Bath,Inggris.

Di jaman moderen perawatan SPA Medic di mulai pada abad 17 (1697), di perkenalkan oleh Sir John Floyer dalam tulisan yang berjudul The Hisrory of Cold Bathing. Mengikuti cara floyer yang mempunyai dasar ilmiah klinis kuat mengenai penggunaan air sebagai upaya penyembuhanmaka di daratan eropa muncul ahli baik medis maupun non medis yang berkecimpung dalam dunia SPA, di antaranya adalah Priessnitz, Rausse dan father Kneipp mereka sangat populer dalam menggunakan SPA sebagai metode pengobatan sampai abad 19.

Selama abad ke 18 hingga abad 19, mandi menjadi lebih umum karena dokter menyarankan manfaat yang dapat diberikan untuk kebersihan.

Pada pertengahan abad 19,SPA Eropa yang memulai konsep mandi selain minum obat SPA dari air mancur,rumah mandi di era Romawi dihidupkan kembali.Di Inggris SPA mulai dengan struktur yang mencakup fungsi minum dari air mancur. Ada banyak cara mandi di abad 19. Termasuk merendam dalam air panas,mandi uap,air minum panas dan bersantai di ruangan yang sejuk. Dengan demikian, pada awal abad 20, SPA Eropa memiliki metode campuran diet ketat dengan olahraga. Ini diatur sebagai prosedur mandi yang akan memberikan banyak manfaat bagi pasien. Karena popularitasnya, manfaat yang diperoleh dari SPA mencapai Amerika Serikat, di mana,beberapa praktisi medis menemukan bahwa air panas resor seperti Hot Springs di Virginia,dan di Saratoga Springs, New York, tidak begitu bermanfaat bagi kesehatan dibandingkan dengan menggunakan air panas biasa

Namun seiring dengan perkembangan zaman, SPA berkembang menjadi suatu tempat Kecantikan, Perawatan tubuh, Kesehatan, kebugaran dan kenyamanan. SPA sendiri merupakan suatu rangkaian perawan yang terdiri terapi pijak seluruh badan atau Body Massage, lulur atau Body Scrub, Masker pemutih, terapi music, aroma terapi, mandi susu atau mandi aroma terapi.

Proses SPA biasanya memakan waktu satu setengah sape dua jam, mulai dari urut hingga lulur kemudia mandi atau berendam dengan menggunakan rempah-rempah yang menyegarkan tubuh. manfaat SPA sendiri banyak sekali di antaranya menghaluskan serta mengencangkan kulit, memutihkan dan memberi nutrisi pada kulit, mengendorkan ketegangan pada otot, detoksifikasi tubuh.

Disamping itu juga SPA dapat meningkatkan sistem kekebalan pada tubuh, menghilangkan kecemasan, kemarahan dan depresi, mencegah alergi, tanda-tanda diabetes, migran dan asma, menurunkan tekanan darah tinggi dan hipertensi, mengurangi insomnia, stres dan kelelahan.

Mengembalikan keseimbangan alami tubuh, mencapai kebahagiaan, percaya diri dan kreatifitas serta memperlambat proses penuaan.

Melakukan perawatan tubuh sebaiknya satu atau dua kali dalam sebulan. setelah melakukan perawatan kita akan percaya diridan siap lagi menghadapi aktivitas rutin berikutnya.

SEJARAH SPA DI INDONESIA

SPA di Indonesia sudah ada sejak jaman kerajaan Hindu – Budha, dimana pada jaman dahulu telah menjadi ritual-ritual tradisi adat di Indonesia. Hal ini dapat ditelusuri pada peninggalan bersejarah berupa tempat pemandian kuno (patirtan) berupa candi yang berfungsi sebagai tempat pemandian dan terlihat pula relief-relief candi seperti yang terlihat pada Candi Borobudur.

Perkembangan adanya SPA di Indonesia sendiri dibuktikan dengan sebuah literatur kuno pada 1872 yang menuliskan adanya tempat pemandian di kompleks Keraton Majapahit dan Medang. Terdapat Candi Tikus dan Kolam Segaranyang yang digunakan untuk membersihkan diri, jiwa dan raga. Di Yogyakarta terdapat Taman Sari milik Sri Sultan Hamengkubuwono yang dibangun pada tahun 1789. Sedangkan di Bali terdapat Tirta Empul Tampaksiring, yaitu tempat pemandian yang sudah ada sejak zaman Kerajaan Gianyar.

Dari zaman dahulu masyarakat Indonesia memang sangat menyenangi mandi air yang mengandung banyak mineral atau belerang yang gunanya untuk menyembuhkan kulit, atau merilekskan otot dan persendian yang kaku. Tempat tersebut dapat kita temuai di Tangkuban Perahu dan Ciater, Jawa Barat dll. Tanpa kita sadari SPA merupakan bagian dari tadisi dan kehidupan social di Indonesia dan menjadi gaya hidup yang didasarkan pada kedekatan dengan alam. Sejumlah gunung berapi di Indonesia kaya akan mineral yang bermanfaat untuk perawatan tubuh. Banyak masyarakat yang datang ke pegunungan untuk menikmati pemandian sumber air panas yang diyakini mempunyai daya penyembuhan yang mampu meningkatkan kesehatan baik fisik maupun fungsional serta menjaga kecantikan dan kebugaran tubuh. Jadi tidak heran jika di Indonesia terdapat bermacam-macam upacara mandi yang secara ritual didasarkan pada siklus kehidupan seorang perempuan. Contohnya seperti :

- ØUpacara Siraman, untuk membersihkan jiwa dan raga calon pengantin dari pengaruh buruk kehidupan sebelumnya, sehingga dapat membentuk rumah tangga dan kehidupan baru yang sacral.
- ØUpacara Mitoni (Tujuh Bulanan), dilakukan saat usia kehamilan menginjak bulan ke 7. Maksudnya untuk pembersihan diri si ibu dan si calon bayi agar selamat sampai melahirkan.
- ØUpacara Selapan

- Ø Upacara Ruwatan, untuk mendapat keselamatan, kebahagiaan dan dijauhkan dari pengaruh jahat.
- Ø Upacara Tetesan (Siraman Anak Gadis), dilakukan saat anak gadis mendapat haid pertama, maksudnya agar si gadis memiliki aura dan kecantikan yang terpancar sempurna dari luar dan dalam.

Selain itu hal tersebut dapat dibuktikan dari sejarah yang tertulis pada artefak dalam beberapa literatur. Bukti sejarah SPA di Indonesia secara fisik dapat dilihat sebagai berikut :

- Pada relief Candi Borobudur yang didirikan pada tahun 824. Suatu relief dari candi tersebut menggambarkan kehidupan Budha, dimana mempersiapkan mandi di kolam yang dipenuhi bunga-bunga serta berbagai macam ekstrak tumbuh-tumbuhan. Pada relief yang lain menunjukan tubuh ratu Maya, tangan dan kaki sedah dipijat oleh para dayang-dayang.
- Candi Prambanan merupakan candi yang didirikan pada tahun 781-872. Ada sketsa yang menunjukan upacara pemandian untuk penyucian, juga pemijatan serta pemberian obat dari tubuhhan.

- Raja Erlangga yang pada abad ke IX membangun tempat pemandian di Jalatunda sebagai tempat berndam diri yang disebut "Tapa ngambang ".guna membersihkan diri , meningkatkan keseimbangan jiwa dan raga.
- Tempat pemandian Keraton Majapahit terdapat candi tikus dan Kolam Segaran yang dibangun pada abad ke XIV yang digunakan untuk membersihkan diri dan mencapai keseimbangan jiwa dan raga. Tempat mandi laki – laki dan perempuan dipisahkan dalam dua bilik kecil.
- Di Kota Jogyakarta terdapat tempat pemandian Taman Sari, yang dibangun tahun 1789 oleh seorang arsitek Portugis atas permintaan Sri Sultan Hamangku Buwono I dari Jogyakarta. Tempat pemandian tersebut diperuntukkan bagi Raja dan kerabatnya yang berfungsi sebagai tempat mensucikan diri, menyebabkan jiwa dan raga serta tempat taman berekreasi.
- Langenhardjo di Solo merupakan tempat pemandian keluarga kerajaan di Keraton Kasunaan Surakarta. Tempat pemandian ini mengalir sejumlah mata air yang tanpa henti mengisis beberapa era pemandian. Mata air tersebut mengandung belerang.

Bukti – bukti sejarah tersebut diatas membuktikan bahwa

masyarakat Indonesia telah lama mengenal perawtan tubu dan melakukan perawatan tubuh secara turun menurun.

Perawatan tubuh telah merupakan bagian tradisi dan kehidupan sosial budaya dan menjadi gaya hidup yang didasarkan pada kedekatan dengan alam semesta.

Pengobatan tradisional perawatan tubuh dan perawatan kecantikan telah dipraktekan oleh berbagai suku masyarakat di Indonesia sejak jaman dulu yang didasarkan atas konsep sehan dan sakit, penyebab penyakit, dan penyembuhan .

Sebagai contoh perawatan tradisional untuk kecantikan , keseata dan relaksasi dari berbagai suku bangsa yan telah terkenal terutama Batak Karo dan Minangkabau telah terkenal melakukan perawatan tradisional kecantikan dan pengobatan tradisiona. Perawatan yang berasal dari Batak Karo adalah Ungku (body Steam) berfungsi untuk menyegaran, meningkatkan stamina tubuh dan meningkatkan nafsu makan, menyembuhkan varises ,iritasi mata, dan sakit kepala.

Selain itu Batak juga terkenal dengan body massage (kusuk) bermanfaat untuk peningkatan sirkulasi darah, mengeluarkan racun dan juga mengurangi ketegangan otot.

SPA DI BALI

SPA di Indonesia telah ada sejak zaman kerajaan Hindu dan Budha dan telah menjadi tradisi pada ritual-ritual adat asli Indonesia. Hal ini dapat ditelusuri pada peninggalan sejarah berupa tempat pemandian kuno (patirtan) berupa candi yang berfungsi sebagai tempat pemandian dan terlihat pula pada relief candi-candi, seperti yang terdapat pada candi Borobudur. Pada umumnya tradisi perawatan tubuh di Indonesia dilakukan dengan mandi berendam pada sumber mata air alami maupun buatan (kolam pemandian) dan dengan cara melakukan pemijitan tubuh serta perawatan tubuh dengan wewangian alami dari bunga segar maupun minyak aromatik . Peninggalan sejarah tersebut menunjukan tradisi bagaimana cara melakukan perawatan tubuh dan kecantikan bagi wanita.

Kecantikan di Indonesia mempunyai filosofi Rupasampat Wahyabiantara, yang artinya kecantikan berasal dari perpaduan yang harmonis antara kecantikan lahiriah dan kecantikan batiniah. Kecantikan lahiriah adalah keindahan rambut, keelokan wajah dan tubuh. Kecantikan batiniah adalah kepribadian dan keluhuran budi yang memancar dari lubuk hati.

Konsep kecantikan Indonesia juga dikenal istilah Panca Rasa Manunggal (Tilaar, 2011, hal. 28). Panca rasa manunggal merupakan perawatan tubuh dengan pendekatan holistik agar diperoleh kacantikan abadi yang tidak memandang usia, yang didapatkan dari sito saliro, ron walih saliro, mayongga seto, pasa rasa, dan berdoa. Sito saliro adalah perawatan tubuh dari agar memancarkan kecantikan raga. Ron walih Saliro adalah perawatan tubuh dari dalam menggunakan bahan alami dan jamu. Mayongga Seto adalah terapi tradisional yang menggabungkan olah tubuh, olah rasa, dan olah pernafasan untuk menghasilkan bio-energi. Pasa rasa adalah diet tradisional yang terdiri dari pasa mutih, pasa ngrowot, pasa ngalong, pasa dino, puasa asrep-asrepan, dan pasa melek. Sedangkan berdoa merupakan kegiatan meditasi untuk relaksasi dan menyeimbangkan antar diri sendiri, sesama, alam sekitar dan Sang Pencipta.

Oleh karena itu dapat disimpulkan bahwa ciri SPA di Indonesia adalah mengutamakan unsur alami dan budaya dengan latar belakang dan dekorasi pemandangan alam dan etnis Indonesia, menggunakan sumber alam, bahan alam berkhasiat, serta ramuan tradisional, menawarkan berbagai rawat mandi dan rawat pijat tradisional serta menawarkan perawatan dengan wewangian, bunga segar dan minyak aromatik. Kegiatan perawatan ini tidak hanya menekankan pada kecantikan lahiriah namun juga menonjolkan kecantikan batiniah.

Kecantikan batiniah didapatkan dengan bermati raga dan besemedi (berdoa).

SEJARAH TERAPI AROMA

Aromaterapi ialah istilah generik bagi salah satu jenis pengobatan alternatif yang menggunakan bahan cairan tanaman yang mudah menguap, dikenal sebagai minyak esensial, dan senyawa aromatik lainnya dari tumbuhan yang bertujuan untuk memengaruhi suasana hati atau kesehatan seseorang, yang sering digabungkan dengan praktik pengobatan alternatif dan kepercayaan kebatinan. Minyak esensial berbeda susunan kimianya dari produk herbal lainnya karena proses distilasi yang hanya memulihkan fitomolekul ringan.

Dalam penulisannya aromaterapi kadang ditulis aroma terapi atau aromatherapy atau aroma therapy. Aromaterapi sudah ada sejak 6000 tahun yang lalu. Kata "aromaterapi" digunakan oleh kimiawan Prancis Rene-Maurice Gattefosse pada tahun 1920-an, yang mencurahkan hidupnya untuk meneliti sifat penyembuhan minyak esensial setelah musibah laboratorium parfumnya.

Aroma terapi merupakan bagian dari sekian banyak metode pengobatan alami yang telah dipergunakan sejak berabad-abad lamanya. Seiring dengan berkembangnya metoda pengobatan kedudukan terapi pun mulai dan mengalami perkembangan pasang surut hingga nyaris hilang dan dilupakan orang. Namun sejak dipopulerkannya kembali penggunaan obat-obatan alami, metoda aroma terapi pun mulai diminati masyarakat. Bahkan semakin mendapat tempat terhormat, sejajar dengan metoda pengobatan modern. Apalagi dalam dua dekade terakhir ini, aroma terapi telah menjadi mitra bagi terapi medis modern, yaitu sebagai terapi pendukung. Hal ini terutama di bidang kecantikan dan perawatan tubuh (kosmetika) yang merupakan kelebihan dari metoda aromatis ini.

Istilah aroma terapi mulai dipopulerkan kembali pada awal milenium ketiga, seiring dengan terangkatnya kembali obat tradisional. Upaya ini berkaitan erat dengan semakin besarnya perhatian masyarakat terhadap keunggulan aroma terapi Hal ini cukup beralasan, karena cara terapi ini dapat membantu meningkatkan kecantikan dan kesehatan luar dalam dengan cara yang mudah.

Aroma terapi berasal dari kata aroma yang berarti harum atau wangi dan therapy yang dapat diartikan sebagai cara pengobatan atau penyembuhan. Sehingga aroma terapi dapat diartikan sebagai suatu cara perawatan tubuh dan atau penyembuhan penyakit dengan menggunakan minyak esensial (essential oil).

Sejarah Aroma Terapi Penggunaan metoda aroma terapi ini sebenarnya telah berlangsung cukup lama. Sejak

5000 tahun yang lalu, bangsa Mesir telah menggunakan getah dan minyak dari tumbuhan yang ada di sekitar negeri itu untuk perawatan dupa ruangan obat berbagai penyakit.

Bahan-bahan yang berasal dari getah telah digunakan pula untuk membalsam mumi orang yang telah meninggal hingga dapat bertahan lama. Penggunaan bahan aromatis dari getah dan minyak tumbuhan tersebut merupakan cikal-bakal dalam sejarah aroma terapi.

Di tanah air, aroma terapi sendiri telah dikenal sejak lama. Namun secara historis baru tercatat pada masa kerajaan Mataram Islam. Pemanfaatan bahan-bahan aroma terapi yang berasal dari tumbuhan telah di dokumentasikan secara cermat dan teliti pada masa kini. Catatan mengenai penggunaan aroma terapi tersebut terkumpul dalam bentuk resep-resep kecantikan dan resep-resep wewangian alami bernama Serat Primbon Jampi Jawi. Hal ini dilakukan oleh Banginda Sri Sultan Hamengku Buwono II, Raja Mataram (1792-1828). Buku itu merupakan bukti sejarah leluhur kita tidak semata-mata memperhatikan perihal ilmu kesehatan tubuh, melainkan tentang ilmu perawatan tubuh atau kosmetika.

Aroma terapi sendiri dipopulerkan di Indonesia oleh beberapa ahli penata kecantikan Indonesia setelah mere ka menimba pengalaman di Eropa, sebagai oleh-oleh dari acara Post xxxv cidesco world congress Aroma

Therapy Course pada tahun 1981 di Wina, Austria. Hal itu mengacu pada waktu sebelumnya memang amat jarang atau bahkan kurang begitu dikenal istilah aroma terapi.

Dalam perkembangan selanjutnya, eksistensi aroma terapi menjadi lebih populer dengan adanya klinik 'SPA' yang mulai menjamur di berbagai pelosok negeri. SPA adalah mata air panas yang mengandung mineral atau tempat yang banyak dikunjungi orang karena mata airnya yang berkhasiat. SPA telah dikenal sejak dahulu kala yakni ketika menek moyang kita melakukan perawatan kulitnya dengan man berendam air belerang ataupun dengan bunga setaman.

Konon Ratu Ken Dedes juga merawat kecantikannya dengan 'SPA', yaitu mandi di air pancuran dan berendam air rempah serta bunga setaman. Pada saat ini, 'SPA' telah dikembangkan guna memperoleh perawatan kecantikan dan penyembuhan berbagai penyakit secara maksimal.

Kelebihan dan Keunggulan Aroma Terapi Aroma terapi merupakan salah satu di antara metoda pengobatan kuno yang masih dapat bertahan hingga kini. Metoda penyembuhan ini sudah berlangsung secara turun-temurun. Sehingga wajar apabila ketertarikan dan respons masyarakat terhadap aroma terapi menjadi semakin besar. Sekalipun metoda yang digunakannya tergolong sederhana namun cara terapi ini memiliki beberapa keunggulan dan kelebihan dibandingkan dengan metoda penyembuhan lainnya:

- Biaya yang relatif murah
- Bisa dilakukan dalam berbagai tempat dan keadaan
- Dapat menimbulkan rasa senang pada orang lain
- Praktis dan efisien pemakaiannya
- Efek zat yang ditimbulkannya tergolong cukup aman bagi tubuh
- Sudah terbukti kasiatnya dan dan setara dengan metoda terapi lain.

MANFAAT AROMA TERAPI

Berdasarkan pengalaman empiris pada masa lampau, aroma terapi memiliki banyak khasiat dan manfaat yang cukup banyak. Adapun manfaat penting yang dapat diperoleh dari metoda aroma terapi adalah sebagai berikut:

- Memberi sentuhan keharuman dan suasana yang menyenangkan; saat di rumah maupun saat dalam perjalanan.
- Pelengkap kosmetika seperti scrub, body wash, body lotion, body mask, mesherbal bath, dan sebagainya, sehingga dapat menjadikan kulit

tubuh lebih halus, bersih, segar dan tampak aura kecantikannya

- Salah satu metoda perawatan yang tepat dan efisien dalam menjaga tubuh agar tetap sehat
- Sudah banyak dimanfaatkan dalam pengobatan, membantu meringankan proses penyembuhan beragam penyakit sebagai terapi pendukung (support therapy)
- Membantu kelancaran fungsi sistem tubuh (improving body functions), antara lain, dengan cara mengembalikan keseimbangan bioenergi tubuh
- Dapat membantu meningkatkan stamina dan gairah seseorang, walaupun sebelumnya tidak atau kurang memiliki gairah dan semangat hidup.

Terapi Aroma atau Aromatherapy berasal dari dua kata, Aroma – artinya bau, dan Therapy – yang berarti perawatan. Terapi Aroma adalah suatu praktek dengan menggunakan minyak nabati yang mudah menguap, termasuk penggunaan minyak esensial (minyak sari).

Terapi Aroma sudah dipraktekkan sejak peradaban kuno oleh bangsa Mesir 6000 tahun yang lalu, juga oleh bangsa Romawi dan Yunani, dengan pijat dibalur dengan wewangian tertentu, juga dengan mandi yang airnya dicampuri minyak wangi, juga di Timur Tengah mulai dikenal dunia dengan penyulingan bunga-bungaan. Aromatherapy juga sudah dikenal di China sejak 2700 sebelum masehi, sejak itu juga mulai dikenal pembakaran dupa wangi untuk memuja para dewa, hal semacam ini juga sudah dikenal di India 3000 tahun yang lalu. Suku-suku Indian kuno di benua Amerika juga menggunakan wangi-wangian dalam ritualnya.

Kemudian seorang ahli kimia berkebangsaan Perancis, Rene Maurice Gattefosse, melakukan penelitian mengenai daya penyembuhan minyak esensial. Pada tahun 1937 dia mempopulerkan penggunaan istilah Aromatherapy, dalam buku yang membahas hasil penelitiannya.

Aroma alami yang menyenangkan, akan mempunyai pengaruh psikologis yang positif terhadap tubuh kita. Minyak esensial memberikan keuntungan secara psikologis dan fisik, bila digunakan dengan benar dan hati-hati.

Minyak wangi berbeda dengan minyak esensial, karena di dalamnya terkandung bahan kimia yang tidak alami dan tidak dapat digunakan untuk penyembuhan.

SPA DAN AROMATERAPI

Sanus Per Aquam atau Solus Per Aqua bahwa sejarah

membuktikan banyaknya upaya yang berhasil dan terus dilestarikan dalam konsep sehat melalui air, yang kemudian lebih dikenal sebagai SPA, merupakan salah satu metode perawatan kebugaran dan kecantikan yang digunakan oleh bangsa Yunani dan bangsa Romawi dengan memanfaatkan khasiat air.

Seiring perkembangan jaman, kini SPA tidak hanya memanfaatkan khasiat air, tetapi juga dipadukan dengan berbagai elemen yang tercakup dalam the Ten Elements of SPA Experience. Kesepuluh elemen itu antara lain water (air), nourishment (nutrisi), movement (gerakan), integration (integrasi), aesthetic (seni), environment (lingkungan), cultural expression (ekspresi budaya), social contribution (konstribusi sosial), dan time and space rhythms (ritme waktu dan ruang).

A. Hydroteraphy, adalah istilah umum untuk terapi air, terdiri dari whirpool bath, hotroman pool, hot tubh, jacuzzi dan mandi mineral.

B. Balnotheraphy, adalah istilah umum untuk perawatan air mineral yang menggunakan sumber air panas, mineral atau air laut.

C. Crenotheraphy (crolinotheraphy) adalah semua jenis perawatan dengan menggunakan air mineral, lumpur dan uap air.

D. Thalassotheraphy (thalasso berarti laut dalam bahasa yunani), perawatan ini menggunakan manfaat produk laut sebagai vitamin dan mineral.

Berbagai perlakuan SPA kemudian sangat erat dengan penggunaan aromaterapi mengingat sifat dari keberagaman aroma terapi yang murah, mudah dan tersedia dengan luas. Sejalan dengan itu International SPA Association mengakui beragam jenis SPA, seperti:

1. Destination SPA,
   Perawatan SPA yang dirancang untuk peremajaan secara holistik, berguna membuat tubuh dan pikiran menjadi lebih bugar. Destination SPA juga memastikan Anda berelaksasi total sekaligus mendorong untuk menjalankan pola makan sehat. Untuk mendapatkan relaksasi total, SPA ini umumnya memerlukan waktu lebih dari satu hari. Oleh karena itu dinamakan destination SPA, karena biasanya dilakukan di sebuah pulau, hotel atau resor di luar kota yang jauh dari keramaian kota.

2. Day SPA
   Menawarkan berbagai perawatan SPA yang dikerjakan oleh para staf profesional yang

tersedia setiap harinya. Ini merupakan perawatan di mana orang bisa menikmatinya setiap hari. Sebagian orang pergi ke day SPA untuk manicure dan pedicure, sementara yang lainnya lebih suka facial atau body massage.

3. Medical SPA

   Medical SPA menyediakan pelayanan SPA, namun dikerjakan di bawah pengawasan dokter medis yang sudah berlisensi. SPA ini fokus pada perawatan kosmetik, seperti laser untuk menghilangkan flek atau noda di kulit, injeksi Botox atau filler.

4. Health SPA

   Pada dasarnya, health SPA fokus pada pemeliharaan kesehatan secara keseluruhan. Saat melakukan perawatan, biasanya akan ditangani praktisi yang akan memberikan saran-saran untuk menunjang kesehatan Anda.

5. Resort SPA

   Sebuah SPA yang terdapat di sebuah resort atau hotel. Umumnya menawarkan pelayanan SPA pada umumnya serta kelas fitnes. Cocok untuk traveler, keluarga dan pebisnis yang sering ke luar negeri atau luar kota.

6. Mineral Springs SPA
   Seperti namanya, SPA ini menggunakan
   bahan-bahan mineral alami. Mineral springs
   SPA mengandalkan thermal atau air laut untuk
   memberikan perawatan hydrotherapy kepada
   klien atau konsumen SPA.

7. Airport SPA
   Bertujuan memberikan perawatan ekspres bagi
   para traveler maupun penumpang pesawat
   sebelum boarding. Beberapa perawatan airport
   SPA yang paling umum adalah kursi pijat 15
   menit dan terapi oksigen. Bandara Changi di
   Singapura, merupakan bandara yang sudah
   menyediakan fasilitas ini untuk para wisatawan
   asing maupun domestik.

SPIRIT SPA

Luh Putu Sarinadi

SPA sebagai solus per aqua, solusi sehat dengan air yang lekat aromaterapi dan berbagai teknik perawatan SPA dan jenis-jenis SPA hanya dapat berjalan dengan baik, mulus dan berhasil di tangan para terapis. Para terapis adalah ujung tombak SPA.

Sebagai ujung tombak sering dikatakan adanya Spirit dan Culture dalam SPA sangat erat dan menyatu. Seorang terapis diharapkan memiliki body, mind, spirit and soul. Terapis itu sendiri tanpa merek melakukan pelayanan kepada klien memberikan pelayanan yang menyeluruh kepada klien itu yaitu, semangat,tenaga, jiwa ,pikiran,perhatian

Seorang terapis harus memilili pengetahuan yang terus diperbarui, kekuatan fisik dan mental yang sangat kuat. Pertama karena mereka harus siap menerima klien dari berbagai kalangan: kelas sosial dan kelas sosial-ekonom. Kedua terapi berhadapadan dengan klien dan calon klien yang berasal dari beragam kewarganegaraan; domestik, negara-negara asia, eropa, amerika dan berbagai negara lainnya. Ketiga, terapis berhadapan dengan klien dan calon klien yang memiliki keanekaragaman bentuk fisik; lelaki, perempuan, berbadn kecil, rentan hingga yang berbadan besar dan besar sekali ; juga peluang klien yang meminta tenaga kuat dan bahkan ada yang meminta pelayanan khusus di luar yang di tawarkan .

Untuk itulaj seorang terapis bukan hanya fisik mereka saja yang harus dilatih dengan berolah raga teratur dan memakan makanan yang sehat agar mereka bisa selalu sehat dan kuat. Tetapi sangat penting juga adalah bagaimana Terapis harus melatih mental untuk menghadapi beragam klien yang kadang sangat berbeda dari yang diharapkan dan dibayangkan. Karena itu seorang terapis harus melalui proses pendidikan dan pelatihan khusus. Biasanya diberikan di tempat kerja masing-masing. Para terapis mempelajari teknik massage, pengenalan produk, dan fisioterapi. Dengan berbekal pendidikan, seorang terapis bisa tahu tentang teknik massage yang benar.

Sesungguhnya untuk menjadi seorang terapis tidak memiliki syarat khusus. Bahkan orang awam yang cuma ingin tahu tentang SPA pun bisa menjalani pelatihan SPA. Tetapi belum tentu bisa menjadi terapis yang handal dan tangguh. Untuk itu para terapis memerlukan pencerahan dan pendalaman mental dan spiritual. Oleh sebab itu terapis harus setiap waktu menambah pengetahuan dan kemampuannya. Seorang terapis harus memiliki SPIRIT yang tinggi bahwa dirinya mampu menjadi seorang yang bisa melihat apa kebutuhan kliennya sehingga mampu memberikan solusi layanan SPA apa yang bisa dan sepatutnya dilakukan oleh kliennya.

Sesungguhnya tugas utama terapis adalah berusaha memahami klien dan calon klien.

Sejalan dengan itu bekerja sebagai terapis, apalagi di SPA yang baik ternyata bisa jadi profesi yang menjanjikan. Jika keterampilan dan kemampuannya dinilai memuaskan, seorang terapis bisa naik menjadi senior terapis, supervisor dan manajer bahkan pemegang franchise. Bahkan tidak sedikit yang memulai kariernya sebagai terapis kemudian dikirim ke luar negeri untuk mengembangkan usaha SPA.

SPA terapis adalah salah satu bidang yang saat ini banyak di tekuni oleh anak anak muda; para Wanita dan pria. Seorang SPA terapis Wanita Profesional lebih diminati oleh para klien untuk memijat atau melakukan Massage pada tubuh mereka, ini tidak lain karena para klien akan merasa tidak nyaman jIka Massage dilakukan oleh Pria. Tapi ada juga beberapa dari klien wanita maupun pria memilih terapis pria dalam layanan

Massage karena pria di anggap memiliki kekuatan yang lebih dari wanita.

Tidak semua terapis yang bekerja di SPA harus memiliki keahlian Massage, beberapa diantaranya mungkin mengkhususkan diri dalam perawatan kecantikan, perawatan kulit, atau prosedur SPA khas lainnya. Massage adalah hal yang paling umum dan penting yang harus dikuasai oleh seorang terapis. Massage sering merupakan bagian utama dari bisnis SPA dan dapat dikombinasikan dengan perawatan kecantikan lainnya.

Seorang terapis diharapkan menguasai berbagai macam treatment, bagaimana menggunakan semua produk yang ditawarkan, juga bagaimana mempromosikan treatment yang mereka punyai. pengetahuan secara umum tentang kecantikan dan kesehatan kulit akan bisa sangat bermanfaat dalam lingkungan SPA.

Selain itu terapis setidaknya juga mampu menguasai komputer, menerima panggilan selaku operator juga harus dapat menggunakan cash register, mengatur booking, ini karena beberapa SPA kadang tidak menyediakan layanan receptionist untuk melakukan semua itu. Juga, karena banyak terapis SPA bekerja cukup mandiri dengan kelompok reguler klien, karenanya penting untuk menjaga hubungan baik dengan klien-klien melalui praktek-praktek bisnis yang baik.

Ketika seorang terapis menjadi seorang leader di dalam suatu organisasi SPA dia dituntut untuk bisa memberikan bukan saja pelatihan fisik dalam hal ini treatment atau massage yang bagus buat para terapis lainnya. Tapi leader harus bisa memberikan keyakinan, kepercayaan diri, kebanggaan pada diri para terapis itu sendiri, agar mereka punya kualitas kekuatan untuk memberikan pelayanan prima kepada klien.

Sebab banyak orang datang ke SPA dengan berbagai tujuan,ada yang mau merilekan badan,ada yang mau menghilangkan stress,ada yang mau menghilangkan capek,ada yang mau menghaluskan kulit dan masih banyak lagi. Klien terapis umumnya adalah orang yang memerlukan suatu sentuhan yang tepat untuk membuat mereka merasa SPA adah tempat yang paling tepat untuk mereka kunjungi ketika memerukan relaksasi.

Jika terapis sebagai pengelola SPA selayaknya harus juga bisa tepat mengerti kebutuhan para klien yang datang. SPA memang bukan rumah sakit secara fisik tapi di SPA mereka sangat berharap banyak untuk bisa membantu mereka, para klien, menjadi lebih nyaman. Lebih nyaman ketika sudah disentuh oleh para terapis; sentuhan relaksasi, sentuhan fisik yang memberi jalan keluar dari ketegangan. Terapis dengan segala teknik SPA yang dikuasainya hadir untuk itu.

Karena itu terapis layaknya dididik dengan kepercayaan diri. Bahwa terapis adalah orang-orang yang sangat baik hati, berjiwa besar dan mempunyai kekuatan yang sangat luar biasa. Terapis harus bangga pada pekerjaannya, dengan itu tanpa disadari para terapis bisa membuat orang merasa tenang dan nyaman, bisa tersenyum senang, bisa membuat badan lebih bugar dan yang lainnya.

Ini hanya tercapai karena mereka, para Terapis, memiliki jiwa, spirit, semangat untuk memberikan pelayan yang terbaik buat para klien dalam batasan norma aturan masyarakat atau budaya orang indonesia

Bisa dibayangkan jika klien yang datang ke SPA itu merasa sakit, badan lemes ditangani oleh terapis yang secara fisik mereka kuat tetapi tidak memiliki jiwa, sprit dan semangat yang melebihi dari klien itu ? Hasilnya, tentu saja klien itu akan merasa sangat tidak puas.j tidak mutlak puas, dan menyimpan kekecewaan. Klien berpeluang mencari tempat SPA lain tidak kembali lagi.

Jadi kembali lagi bahwa terapis itu harus memiliki jiwa, spirit, semangat dan kekuatan dari dalam diri yang tulus dan ikhlas. Jiwa,spirit,semangat,tenaga jika ini disatukan hasilnya luar biasa ,akan mampu memberikan kepuasan luar biasa bagi para klien. Dengan itu terapis akan mendapatkan rasa yang sangat membanggakan karena telah berhasil memenuhi harapan dari para klien.

Inilah yang memang harus ditanamkan ke pada semua orang yang terlibat di dalam di sebuah industri SPA, bahwa jika setiap individu memiliki jiwa, spirit, semangat yang sama akan membuat tempat itu memiliki jiwa. Tempat yang bersih,nyaman ditempati oleh orang-orang yang mempunyai jiwa dan spirit yang luarbiasa menjadikan SPA itu sendiri seolah-olah adalah obat yang selama ini mereka cari dengan hanya datang ke SPA apalagi sampai melakukan treatment,luar biasa.

Sesungguhnya setiap individu seyogyanyalah mempunyai semangat dalam jiwa dan hati yang tulus dalam melakukan setiap kegiatan ddengan kemampuan menerjemahkan dan mentaati aturan atau norma yang ada dimasyarakat sehingga   hasilnya akan sangat luarbiasa untuk semua; baik untuk klien maupun terapis itu sendiri. *Always keep up your spirit and soul in your step ,you will find a good way*

SPA, KONSEP KEMBALI KE ALAM

Nengah Ngenteg

Kondisi kehidupan manusia saat ini menunjukkan bahwa telah terjadi distorsi nilai kemanusiaan dalam perkembangan peradaban bangsa. nilai¬ nilai fundamental seperti penghargaan atas hak hidup seseorang telah diabaikan. merosotnya nilai moralitas, kejujuran dan spiritual sebagian masyarakat

Di jaman era digital saat ini kebanyakan manusia sudah mulai menjalani hidup secara efisien, bisa dilihat dari tidak seimbangnya antara pikiran, tubuh dan jiwa dimana lebih cenderung menggunakan pikiran dengan memanfaatkan tehnologi dalam segala hal, sehingga ada dua (2) hal yang sering diabaikan yaitu tubuh dan jiwa yang selalu berpedoman pada keadaan sejahtera dari badan, jiwa, dan sosial yang memungkinkan setiap orang hidup produktif secara sosial, dan ekonomis. Pertama pemeliharaan kesehatan adalah upaya penanggulangan, dan pencegahan gangguan kesehatan yang memerlukan pemeriksaan.

Banyak peneliti melakukan upaya untuk menciptakan alat atau obat untuk membuat keseimbangan pada tubuh manusia yang dibutuhkan oleh semua orang khususnya manusia yang hidup di daerah metropolis dengan tingkat kesibukan yang cukup tinggi, dengan menggunakan metode efficiency dijaman sekarang tetapi belum sepenuhnya bisa untuk membuat keseimbangan dalam tubuh bisa terpenuhi, dengan melihat masih banyak orang–orang yang sakit dan bahkan sampai meninggal di usia yang masih muda .

Bercermin ke masa zaman dahulu dimana manusia hidup secara manual,belum terkontaminasi oleh dunia digital dan juga dengan pola kehidupan yang masih sederhana dimana zaman tersebut manusia masih bisa berbaur dengan alam dengan mencari kehidupan di alam oleh sebab itu bisa di lihat kwalitas keseimbangan kesehatan tubuh manusia masih jauh bisa terjaga.

Dengan mempertimbangkan perbedaan tersebut terkadang peran penting alam dalam keseimbangan kesehatan tubuh manusia kadang dilupakan.. Tanpa meninggalkan nilai positif era digital banyak pihak yang mulai membangkitkan banyak cara untuk memenuhi keseimbangan kesehatan tubuh dengan memanfaatkan alam sebagai media untuk menyeimbangkan pikiran, jiwa dan tubuh manusia. Sekarang dengan kreatifitas orang-orang untuk kembali memanfaatkan alam sebagai media penting dalam kehidupan manusia dengan mengolah sederhana sumber dari alam untuk memuaskan keseimbagan tubuh manusia dengan mulai maraknya perawatan dengan cara alami, secara khusus rumah SPA mulai beralih concept dengan memanfaatkan alam sebagi media atau bahandalam perawatan.

Pikiran manusia akan di seimbangkan dengan kembalinya kealam dengan menyerap enerji positif dari alam dengan cara melakukan yoga dan meditasi dengan belajar konsentrasi dan belajar untuk focus pada diri sendiri yang entunya akan mempengaruhi pikiran sehingga jiwa dan raga bisa tenang.

Jiwa manusia juga perlu keseimbangan dengan memanfaatkan alam sebagai objek dalam melakukan refreshment jiwa dalam tubuh dengan cara refreshing dan juga jalan jalan kea lam untuk kembali mencari enerji yang alami.

Tidak terlepas dari tujuan rumah SPA dimana selain membuat keseimbangan jiwa dan pikiran tubuh juga sangat perlu untuk di sayangi tanpa harus diracuni dengan chemical / zat kimia, misalnya kita manfaatkan sulpur /lumpur yang dipanaskan yang di sebut dengan istilah Mud Bath yang mengandung Sulfur merupakan salah satu komponen penting yang dapat memberikan asupan protein kepada tubuh. Unsur alami yang ada di dalam senyawa tersebut bahkan dipercaya dapat mengobati berbagai macam masalah yang muncul di kulit.

Batu alam yang bisa juga kita manfaatkan untuk perawatan tubuh dengan cara dipanaskan dan digunakan untuk melakukan massage yang sangat bagus untuk menambah relaxation dan melancarkan peredaran darah dalam tubuh.

Rempah rempah yang tidak akan bisa lepas dari peran pentingnya untuk menghaluskan kulit yang di gunakan sebagai boreh ataupun scrub / lulur untuk keseimbangan kesehatan kulit.

Air disamping sumber yang sangat penting dalam kehidupan semua manusia juga di manfaatkan oleh orang orang yang kreatif dibuatkan Jacuzzi yang bertujuan untuk menambah relaxation dan berguna bagi semua kehidupan manusia. Dan masih banyak lagi bagian kecil dai alam yang bisa dimanfaatkan sebagai media / sarana untuk melakukan perawatan Tubuh, Pikiran dan Jiwa.

Dalam kehidupan manusia harusnya tidak boleh terlepas dari konsep Tri Hita Karana, hubungan manusia dengan tuhan, hubungan manusia dengan Tuhan, hubungan manusia dengan Alam dan hubungan manusia dengan sesama. Apa hubungannya, Alam , Tri Hita Karana dengan SPA bisa di jelaskan sebagai berikut;

Stimulate all Five Senses (Panca Indra)

Secara keseluruhan Concept yang diambil untuk treatment di SPA adalah Stimulate all five senses (Panca Indra), diawali dengan kepuasan indra pendengaran, persembahan keindahan alam memberikan rasa damai untuk memanjakan indra penglihatan   dengan ditambah kesegaran welcome drink yang akan diserve sebelum melakukan treatment menambah kepuasan indra perasa, untuk mempertajam indra penciuman, eseential Aromatherapy oil burner yang kita tempatkan di beberapa titik guna merangsang indra penciuman, sentuhan professional technique massage dengan dasar Balinese traditional style yang digabungkan dengan tiga unsur: Touch, Pressure, Temperature akan menambah kesempurnaan, kepuasan dalam memanjakan the sense of touch, dengan pilihan : Relaxing, Renew and Nourishing

Jagalah alam semesta beserta isinya karena alam lah yang memberikan kita kehidupan yang nyata

TEKNIK SPA DAN PERAWATAN

Ni Putu Oka Astini

Soul per aqua merupakan kegiatan merileksasikan diri, peremajaan dan menenangkan pikiran. Setiap SPA memiliki teknik dan perawatan yang berbeda-beda. Sesuai dengan ciri khas atau dengan kata lain, yang menyebabkan SPA itu berbeda dari satu dan lainnya yang meninggalkan kesan atau pengalaman berbeda untuk klien. Istilah lainnya adalah *"EXACTLY LIKE NOTHING ELSE"*.

Teknik-teknik SPA yang biasanya digunakan oleh SPA pada umumnya adalah sebagai berikut:

- *Effleurage* (mengusap)

- *Petrissage* (meremas)

- *Vibration* (mengetarkan)

- *Friction* (mengerus)

- *Tapotement* (memukul)

- *Walken* (menggosok melintang)

- *Skin rolling* (mengesser lipatan)

- Balinese *pressure* (digunakan dalam Balinese *massages*)

- *Thumb pressure* (tekanan menggunakan jempol atau ibu jari)

- Hawaiian *lomi–lomi* (*massage* menggunkan *lower arm*)

- *Shiatsu* (menggunakan *pressure point*)

Selain teknik–teknik SPA dijelaskan sedikit perawatan-perawatan atau *treatments* yang selama ini dikenal di SPA *industry* dan yang sebagian sudah dikenal antara lain sebagai berikut:

Body Scrub
Adalah perawatan tubuh yang berfungsi untuk mengangkat sel–sel kulit mati dan meremajakan kulit. Contoh : lulur, boreh, coffee , coconut scrub, dll.

Body WrapPerawatan
Adalah perawatan tubuh yang berfungsi untuk melembutkan kulit. *Body wrap* juga bisa digunakan untuk seseorang yang terkena paparan sinar matahari. Contoh: *aloe vera wrap, frangipani wrap*, dll.

Aromatherapy Massage

Adalah *massage* yang menggunakan *aromatherapy oils*.

Traditional Balinese Massage

Balinese *massage* adalah kombinasi dari *stretching*, *acupressure* dan Swedish *massage* teknik, yang fungsinya untuk membuat santai.

Reflexology

Adalah *Pressure Point* Dikaki, Setiap Kita Menekan *Point* Atau Titik Dikaki Itu Akan Selalu Berhubungan Dengan Bagian Tubuh Lainnya Yang Berfungsi Untuk Menyeimbangkan Tubuh.

Warm Stones

Adalah Kombinasi Massage Dari *Warn Stones* Dan *Massage Oil,* Dimana Hangat Dari Batu Akan Membawa Relaksasi Ke Dalam *Muscle* Tubuh Yang Diikuti Dengan Penempatan Batu.

Crystal Harmony Treatment

Adalah salah satu *treatment* yang merileksasikan menggunakan Kristal *stones* yang diikuti dengan penempatan batu sesuai 7 cakra di dalam tubuh yang berfungsi untuk menyeimbangkan tubuh.

- Cakra berhubungan *Stones* (Batu)
- *Crown* Cakra *Spirit* (our wisdom)
  Labradorite
- Third eyes Insight(our intuition) Purple flourite

- Throat   Expression(our communication) amazonite
- heart Connetion(unconditional love) Rose quart
- Solar plexus Personal power(our confidence) Orange calcite
- Belly button Sacral (our creativity) Tiger eyes
- Hara Base (*balance*) hematite

Thai Massage

Adalah *massage* yang berasal dari Thailand dan sangat terkenal dengan gerakan *stretching, acupressure, thumb pressure*, dan tanpa minyak. Berfungsi untuk meningkatkan *flexibility*.

Shirodara Ayurvedic

Adalah *traditional treatment* dari India mencakup semua aspek kehidupan. Shirodara berasal dari kata 'ayur' yang berarti *life* ; 'veda' yang berarti *science* ; 'ayur veda' berarti "*science of life*", 'shiro' yang berarti *head* ; dan 'dhara' yang berarti *flow*.

Shirodara adalah *mental relaxation   / treatment* menggunakan *oil flow* / kucuran *oil* di kening unuk merileksasikan dan menyeimbangkan tubuh.Tubuh (DOSHA) meliputi tiga bagian:

- Vata (*space and air*)

- Pitta (f*ire and water*)

- Kappa (*water and earth*)

-

Sauna, Jacuzzi ,Steams,Dll

Adalah salah satu fasilitas yang digunakan oleh klien sebelum atau sesudah *treatment* yang bertujuan untuk merilekskan *muscle* atau otot–otot tubuh dan menyegarkan badan.

Pada dasarnya untuk membuat klien merasakan *treatment* yang maksimal, seorang terapis harus mengikuti teknik–teknik antara lain sebagai berikut:

- *Movement* / gerakan

- Rythme / irama sesuai dengan musik

- *Body weight* / tekanan tubuh

- *Feeling of touch* (seorang terapis harus benar-benar *relax* dalam meng*handle* klien/*guest* (dalam mengambil *massage*) karena terapis adalah seseorang yang mentransfer energi atau *relaxation* ke klien)

Demikian sekilas rangkuman tentang SPA dan Perawatan yang lazim digunakan tidak hanya di Bali tetapi juga pada banyak wilayah di Indonesia lainnya.

ENGLISH VERSION

Talking spa is not just as simple
as talking about massage and treatment services.
The elements involved to provide the best, quality care
services are vast.
And this spa field is always evolving and developing.
Indonesia itself is already rich from the available sources and
treatment history, with creativity and an increase in spa needs,
Indonesia and BALI in particular are spa destinations that are
always at the top for international visitors.
Lulu S Widjaja, SPA Consultant

PREFACE
SPA IS MY PASSION

Rostiara Silalahi

Many people say that working with passion and everything that is done with passion will produce amazing results. Amazing results will bring, among other things, turnover stability.

Also in the SPA business, only SPA that manages to maintain relationships with its clients has a bright future and so its turnover is relatively stable. The situation is very dependent on the therapists. Therapists as the spearhead are expected to be able and willing to work with what is dubbed "SPIRIT in SPA". If such therapists are equipped with the presence of SPA managers who also have an equal and or even higher Spirit in SPA, it is expected that the level of client visits will be optimistic.

Such conditions are believed to be more successful if a work team is supported by members who have 'passion'. Therapists have a passion for their profession and work, so they do their job happily as a calling. The following is a SPA manager's account of his passion that led him to the convenience of working and the endurance of business.

SPA is a starting point for my career.

It is said that SPA is an inappropriate place to visit because of misunderstanding of the meaning of the SPA. That's what became my initial fear to step. And the lack of understanding of the community, especially my family, until finally almost a year I did not tell what my job was in Bali.

My name is Rostiara Silalahi, I'm currently 42 years old. The origin of my school is from the Hospitality Business Tourism Industry Middle School. At least I have a back ground from Hospitality Industry for 3 years. In 1996, finding a job in Bali was not easy if there was no relationship or relationship with one of the employees who worked at the company that I wanted to apply for.

The first time I held a practical training in a hotel in Bali, as a waitress. For 6 months I explored the work. Moving on to another department as a Guest Relations Officer for 6 months with both getting the title of very good (very good).

This experience is a teacher for me and it became my courage to be involved in the hospitality industry.

I have worked in a Water Sport, Restaurant and

Cruise Company, for almost 2 years as Cashier. In 2000 I got the opportunity to work in a Painting Gallery and for 4 years I studied management myself. Increasingly had the courage to step in and with a job offer abroad as a therapist, I decided to explore a career abroad. Who ever had a dream since I was young I wanted to go abroad not knowing whether I wanted to work or just go for a walk.

A bit long thinking with a long decision because SPA as in my mind still lacks understanding and has no experience of course. In 2004 received training as a SPA therapist. In 2005 my story was short gone abroad. I received a career as a therapist with a heavy heart and behind it there is a desire hidden in my mind. As a therapist is a noble job for me because I know SPA is a place to make people happy because of Rilex. Especially I am proud to be able to hold or touch the body of foreign people. While having a ticklish feeling in my heart and comforting my heart. While remembering handling a queen's nail care (manicure and pedicure).

In my workplace I study SPA with a clear meaning of SPA itself, not in an esek esek as assumed by ordinary people. How about the basis and concept. The SPA therapist was only 6 months old, the management saw that I had something unearthed and had special expertise in SPA Reception. Language that is my ability to be able to communicate, and able to sell an expensive product and high targets, wow selling a product that is my pride that can pocket a lot of commission money that even able to support me to buy daily necessities with the commission money. And at that time I got the Best Seller Retail award. As a SPA Reception, I carry out my duties and is able to give good results to the company. Working abroad 2 years with the SPA Reception section also gave satisfying results.

Experience after experience was exceeded to the point of having helped as SPA Manager at the opening of a new SPA. Share experiences, teach new staff just because I am willing and able to work sincerely and sincerely and happy of course.

Returning to Indonesia in 2007 began his career with the Assistant SPA Manager. In 2009 he became SPA Manager. Finally my dream came true. Of course, with a variety of processes, it is not easy to deal with superiors, subordinates, especially clients or clients who are the main goals and objectives. If the client does not exist, it is not easy to maintain credibility as a SPA Manager who is an expert in his field. I said to myself: "I Can, I Can and I Must Be Spiritful".

Lots of opportunities for training and training to support my career. And I will not feel satisfied because I want to continue my career to the next. And now I am taking part in the Management Program, which is my slogan "Learn Never End"

It's hard to make clients relax. Many clients are stressed and tired. If the results of our work do not make changes to them come and when they go home. Guests also won't influence their friends, promoting Bali by word of mouth, of course, in their home country. Because our service as employees must fully provide satisfaction in accordance with the wishes of the client. What the client wants in accordance with what is expected. What they expect in accordance with what they pay. Because they, as clients, have paid and incurred costs they are entitled to satisfaction.

I like working at SPA because I found my identity at SPA. I can give happiness to clients because I know my happiness in serving clients. Always a smile has an impact on me, and it also has an effect on clients or anyone I meet. I received treatment and was able to explain to the client which point of the technigue and the exact process of treatment. Working in SPA for me is like travel, there are visits with the aim of rejuvenating myself.

There are holistic goals like calm with music. the therapist touches with a massage that gives rise to a sense of calm. The existence of memories or memory that is created by the aroma therapy that can be brought home after we do the treatment process. A series of rituals performed at a SPA treatment will add to a calmer and more comfortable feeling at the treatment site.

As a manager I am not bored to teach the knowledge that I get from my subordinates. Because I get only for free, therefore I remain loyal to the small things that can make staff more advanced in service to clients. What I keep instilling in them is serving with a sincere heart. Not easy to complain and complained in doing every job even if it is not in accordance with the state of the heart.

The work I started as a waitress was a capital for me to know the correct table manner. And clients who come to five star hotels are in accordance with table manner. Of course, because I have that experience, I don't feel left behind or bad for everyone, whether staff or clients or anyone. As a guest relation officer is a capital for me to be able to speak freely to everyone who comes to the SPA. Of course, by having foreign language skills as a bridge to be able to communicate directly and closely with clients. Familiar with clients by knowing what is their main purpose for coming to visit Bali. And being able to communicate with outsiders or inside without being outdated. Having served as Cashier is also my big capital when dealing with targets and achieving revenue calculations at the SPA every day. Determine the budget or budget, because it is often calculated, the experience helps me to be familiar with the calculation of foreign exchange rates and others related to business mathematics.

All of that became a supporting factor for my career in the SPA Industry.

At this time I no longer feel reluctant to tell everyone, especially my family. Instead "I'm proud", I work at a SPA and can produce results, I have the price of experience that cannot be paid for anything. Have worked abroad.

Once as a subordinate, and currently a boss and of course I will continue to strive to be more advanced and improved to the next career path. I will continue to deepen knowledge in the SPA and others. A competent SPA Manager profession who is able to manage SPA Business will be my second dream.

SPA is a relaxing place for clients. And the clients that I face get satisfaction after visiting SPA where "I am". So they bring good memories when meeting with me at the SPA "where I work" of course.

SPA is My Passion, this title appears when people ask where I started with my career as a SPA Manager. Finally, I stuck in the SPA world. Being such a therapist and SPA manager must always update his knowledge at any time. Technical knowledge and supporting knowledge that is constantly evolving. Basic knowledge such as History of SPA, Aromatherapy and the like has become a must-have.

Indonesia has tremendous potential in terms of culture,
one of which is spa and wellness which has a high history and
philosophy as health care in the past. SPA is a potential tourist
attraction that has high competitiveness in the world.,
Arif Yahya, Minister of Tourism 2014-2019

FROM SPA TO AROMA THERAPY

Etik Istantiana

SPA HISTORY

SPA comes from Latin: Sante Par Aqua or Solus per Aqua. Both have the same meaning, which is: Healthy Through Water. Water is used because it is believed to be able to provide a refreshing effect on a tired body that can even bring healing.

An example is a hot spring which has the effect of heat from sulfur.

But the term 'SPA' is often associated with the word 'SPAU' which is the name of a village near Liegi, Belgium. In that area there is a mineral water source that can cure various skin problems.

As an ancient treatment method, the coronation of SPA has been known since ancient Egypt. The use of SPA as a means of treatment was stated in a medical decision in 1500 BC under the title Rig Veda which means "water treatment for healing fever". in the world of medicine, "Hippocratic" as the father of modern medicine has been using the SPA widely for treatment since 400 BC. He also explained widely the indications and contra-indications of treatment with water. the basic principles described in this hypocracy became the starting point for the emergence of SPA Medic (water therapy).

It was in 1571 when William Slingsby discovered that the medicinal effect of iron-containing spring was in Yorkshire. He then made a closed chamber from iron-containing springs, which he called "Harrogate". This is considered to be the first SPA resort in the UK to utilize water treatment. The practice of hot or cold water sources began in ancient prehistoric times in hopes of finding a cure for some disease. When archaeologists found hot springs in France and Czechoslovakia that revealed offerings and weapons in the Bronze Age. In England, ancient legends began at the time of the Celtic king because of the discovery of hot springs in Bath, England.

In the modern era, SPA Medic treatment began in the 17th century (1697), introduced by Sir John Floyer in an article entitled The Hisrory of Cold Bathing. Following the floyer's method which has a strong clinical basis on the use of water as a healing effort in mainland Europe, there appeared both medical and non-medical experts working in the SPA world, including Priessnitz, Rausse and Kneipp's father, they were very popular in using SPA as a method of treatment until 19th century.

During the 18th century to the 19th century, bathing became more common because doctors suggested the benefits that could be given for cleanliness.

In the mid-19th century, European spas who began the concept of bathing in addition to taking SPA medicine from fountains, bath houses in the Roman era were revived. In England SPA began with a structure that included the drinking function of fountains. There are many ways to bathe in the 19th century, including soaking in hot water, steam baths, hot drinking water and relaxing in a cool room. Thus, in the early 20th century, European SPA had a method of mixing a strict diet with exercise. This is arranged as a bathing procedure that will provide many benefits to the patient. Because of its popularity, the benefits obtained from SPA reach the United States, where, some medical practitioners find that hot spring resorts like Hot Springs in Virginia, and in Saratoga Springs, New York, are not as beneficial to health as compared to using ordinary hot waterpassion

But along with the times, SPA developed into a place of beauty, body care, health, fitness and comfort. SPA itself is a series of virgins consisting of body massage or Body Massage, body scrubs or body scrubs, whitening masks, music therapy, aroma therapy, milk baths or aroma therapy baths.

The SPA process usually takes one and a half hours and two hours, from massage to scrub then bathing or soaking using spices that refresh the body. the benefits of SPA itself a lot of which smooth and tighten the skin, whiten and nourish the skin, relax tension in the muscles, detoxify the body. Besides that SPA can also increase the body's immune system, eliminate anxiety, anger and depression, prevent allergies, signs of diabetes. then migrants and asthma, reduce high blood pressure and hypertension, reduce insomnia, stress and fatigue, restore the body's natural balance, achieve happiness, self-confidence and creativity and slow the aging process. Doing body care should be once or twice a month. after treatment we will believe ourselves ready again to face the next vacation activity.

HISTORY OF SPA IN INDONESIA

SPA in Indonesia has existed since the days of the Hindu-Buddhist kingdom, where in the past there had been traditional rituals in Indonesia. This can be traced to the historic relics of ancient bathing places (patirtan) in the form of temples that function as baths and temple reliefs are also visible as seen in Borobudur Temple.

The development of the SPA in Indonesia itself is evidenced by an ancient literature in 1872 which wrote the existence of a bath in the palace complex of Majapahit and Medang. There is a Rat Temple and a Fresh Pool which is used to cleanse itself, body and soul. In Yogyakarta, there is Sari Sultan Park owned by Sri Sultan Hamengkubuwono, which was built in 1789. While in Bali there is Tirta Empul Tampaksiring, a bathing place that has existed since the time of the Kingdom of Gianyar.

From ancient times the Indonesian people really liked bathing water that contains a lot of minerals or sulfur that is useful for healing the skin, or relaxing muscles and stiff joints. We can find this place in Tangkuban Perahu and Ciater, West Java, etc. Without us realizing SPA is part of the tradition and social life in Indonesia and become a lifestyle based on closeness to nature. A number of volcanoes in Indonesia are rich in minerals that are useful for body care. Many people come to the mountains to enjoy the hot springs, which are believed to have healing power that can improve both physical and functional health and maintain body beauty and fitness. So do not be surprised if in Indonesia there are various bathing ceremonies that are based on rituals of a woman's life cycle. Examples such as:

- ØSiraman Ceremony, to cleanse the soul and body of the bride and groom from the bad influence of their previous lives, so they can form a sacred household and new life

- ØMitoni Ceremony (Seven Monthly), which is performed at the age of 7 months of pregnancy. The purpose is to cleanse the mother and the baby to be safe until giving birth.

- ØSelapan Ceremony

- ØRuwatan ceremony, to get safety, happiness and be kept away from evil influences.

- ØDropping ceremony (Siraman Anak), performed when the girl gets her first menstruation, meaning that the girl has an aura and beauty that radiates perfectly from the outside and inside.

In addition, this can be proven from the history written on artifacts in several literatures.

Evidence of the history of SPA in Indonesia physically can be seen as follows:

- The reliefs of the Borobudur Temple were founded in 824. A relief from the temple depicts Buddhist life, which prepares bathing in a pond filled with flowers and various kinds of plant extracts. In other reliefs showing the body of the Maya queen, her hands and feet were massaged by the ladies in waiting.

- Prambanan Temple is a temple that was founded in 781-872. There is a sketch showing the bathing ceremonies for purification, as well as massaging and administering medicine from body.

- King Erlangga who in the ninth century built a bathing place in Jalatunda as a place of peace called "Tapa Floating". Use to clean themselves, improve the balance of body and soul.

- The Majapahit Palace bathing place is a rat temple and Segaran Pool, which was built in the XIV century which was used to cleanse and achieve a balance of body and soul. The men's and women's bathing places are separated in two small cubicles.

- In the city of Yogyakarta there is the Taman Sari bathhouse, which was built in 1789 by a Portuguese architect at the request of Sri Sultan Hamangku Buwono I from Jogyakarta. The bathing place is intended for the King and his relatives who function as a place to purify themselves, causing body and soul as well as a place of recreation park.

- Langenhardjo in Solo is the bathhouse of the royal family in the Kasunaan Palace, Surakarta. This bathing place flows a number of springs that endlessly fill in several era baths. The spring contains sulfur.

The historical evidence above proves that the Indonesian people have long known body care and do body care down and down. Body care has become part of tradition and socio-cultural life and has become a lifestyle based on closeness to the universe.

Traditional medical treatments and beauty treatments have been practiced by various tribes in Indonesia since ancient times based on the concepts of sehan and sickness, causes of illness, and healing. For example, traditional treatments for beauty, well-being and relaxation from various ethnic groups that have been well-known, especially the Karo Batak and the Minangkabau have been known to carry out traditional beauty treatments and traditional medicine. The treatment that comes from Batak Karo is Ungku (body Steam) which functions to refresh, increase body stamina and increase appetite, cure varicose veins, eye irritation, and headaches. Besides Batak is also famous for body massage (buzz) is useful for increasing blood circulation, removing toxins and also reducing muscle tension.

SPA IN BALI

Spas in Indonesia have existed since the days of the Hindu and Buddhist kingdoms and have become a tradition of native Indonesian traditional rituals. This can be traced to historical relics in the form of ancient bathing places (patirtan) in the form of temples that function as baths and are also seen in reliefs of temples, such as those found in Borobudur temple. In general, body care traditions in Indonesia are done by bathing in natural and artificial spring water (bathing pools) and by doing body massage and body care with natural fragrances from fresh flowers and aromatic oils. The historical heritage shows a tradition of how to do body care and beauty for women.

Beauty in Indonesia has the Rupasampat Wahyabiantara philosophy, which means beauty comes from a harmonious blend of outward beauty and inner beauty. Outward beauty is the beauty of hair, the beauty of the face and body. Inner beauty is the personality and nobility that radiates from the bottom of the heart.

The concept of Indonesian beauty is also known

as Panca Rasa Manunggal (Tilaar, 2011, p. 28). Panca Rasa is a body treatment with a holistic approach to obtain an eternal beauty that does not look at age, which is obtained from Sito Saliro, Ron Walih Saliro, Seto Cavity, Taste, and Pray. Sito Saliro is a body treatment for radiating beauty. Ron Walih Saliro is a body treatment from using natural ingredients and herbs.

Mayongga Seto is a traditional therapy that combines body work, exercise, and breathing to produce bio-energy. Pasa rasa is a traditional diet consisting of pasa mutih, pasa ngrowot, pasa ngalong, pasa dino, fast asrep-asrepan, and pasa literacy. While praying is a meditation activity for relaxation and balance between oneself, others, the environment and the Creator.

Therefore it can be concluded that the characteristics of spas in Indonesia are to prioritize natural and cultural elements with the background and decoration of Indonesian natural and ethnic landscapes, use natural resources, nutritious natural ingredients, and traditional ingredients, offer a variety of traditional bath and massage treatments and offer treatments with fragrances, fresh flowers and aromatic oils. This treatment activity not only emphasizes physical beauty but also emphasizes inner beauty. Inner beauty is obtained by exercising and meditating (praying).

HISTORY OF AROMA THERAPY

Aromatherapy is a generic term for one type of alternative medicine that uses volatile plant liquid ingredients, known as essential oils, and other aromatic compounds from plants that aim to influence one's mood or health, which are often combined with alternative medical practices and beliefs of mysticism. .

Essential oils differ in their chemical composition from other herbal products because of the distillation process which only restores light phytomolecules.

In writing aromatherapy is sometimes written aroma therapy or aromatherapy or aroma therapy.

Aromatherapy has been around for 6000 years. The word "aromatherapy" was used by the French chemist Rene-Maurice Gattefosse in the 1920s, who devoted his life to researching the healing properties of essential oils after the accident of his perfume laboratory.

Aroma therapy is part of many natural treatment methods that have been used for centuries. Along with the development of therapeutic methods, the position of therapy began and developed tides until they were almost lost and forgotten. However, since the re-popularization of the use of natural medicines, the method of aromatherapy began to appeal to the public. It is even getting a more respectable place, parallel to modern medical methods. Especially in the last two decades, aroma therapy has become a partner for modern medical therapy, namely as a supportive therapy. This is especially in the field of beauty and body care (cosmetics) which is an advantage of this aromatic method.

The term aroma therapy began to be popularized again in the early third millennium, along with the re-adoption of traditional medicine. This effort is closely related to the increasing public attention to the superiority of aromatherapy. This is quite reasonable, because the way this therapy can help improve beauty and external health in an easy way.

Aroma therapy comes from the word aroma which means fragrant or fragrant and therapy which can be interpreted as a way of treatment or healing. So that aroma therapy can be interpreted as a way of body care and or healing of diseases by using essential oils (essential oils).

History of Aroma Therapy The use of this aroma therapy method has actually been going on for quite a long time. Since 5000 years ago, the Egyptians have been using the sap and oils from plants around the country for the treatment of incense medicine room for various diseases. The ingredients derived from the sap have also been used to embalm the mummies of people who have died until they last a long time. The use of aromatic ingredients from the sap and plant oils is a forerunner in the history of aroma therapy.

In the homeland, the aroma therapy itself has been known for a long time. But historically it was only recorded during the Islamic Mataram kingdom. Utilization of aromatherapy ingredients derived from plants has been documented carefully and thoroughly at the present time.

Notes on the use of aromatherapy are collected in the form of beauty recipes and recipes for natural fragrances called Primbon Fiber Jampi Jawi. This was done by Banginda Sri Sultan Hamengku Buwono II, King of Mataram (1792-1828). The book is a testament to the history of our ancestors not solely concerned with the subject of physical health, but about the science of body care or cosmetics.Aroma therapy itself was popularized in Indonesia by a number of Indonesian beauty stylists after they gained experience in Europe, as souvenirs from the Post xxxv cidesco world congress event, Aroma Therapy Course in 1981 in Vienna, Austria. It refers to the previous time it was very rare or even less so known the term aroma therapy.

In further developments, the existence of aromatherapy has become more popular with the existence of 'SPA' clinics which have begun to mushroom in various parts of the country. SPA is a hot spring containing minerals or a place that is visited by many people because of the efficacious springs. SPA has been known since time immemorial, that is when we bend our ancestors to take care of their skin with sulfur water or man's bath.

It is said that Ratu Ken Dedes also treated her beauty with a 'SPA', which is bathing in a shower and soaking in spices and flowers. At this time, the 'SPA' has been developed in order to obtain beauty treatments and maximum healing of various diseases.

ADVANTAGES AND BENEFITS OF AROMA THERAPY

Aroma therapy is one of the ancient methods of treatment that can still survive today. This healing method has been carried on for generations. So it is natural that people's interest and response to aromatherapy become even greater. Even though the method used is relatively simple, but this therapeutic method has several advantages and advantages compared to other healing methods:

- Relatively inexpensive cost

- Can be done in various places and circumstances
- Can cause feelings of pleasure in others
- Practical and efficient use
- The effects of the resulting substances are quite safe for the body
- It has been proven efficacy and and is equivalent to other therapeutic methods.

BENEFITS OF AROMA THERAPY

Based on empirical experience in the past, aroma therapy has many benefits and quite a lot of benefits. The important benefits that can be obtained from the aroma therapy method are as follows:

- Give a touch of fragrance and pleasant atmosphere; when at home or while traveling.
- Complement cosmetics such as scrubs, body wash, body lotion, body mask, mesherbal bath, and so on, so that it can make the skin of the body smoother, cleaner, fresher and looks an aura of beauty.
- One of the proper and efficient treatment methods in maintaining a healthy body

- It has been widely used in medicine, helping to alleviate the healing process of various diseases as a support therapy
- Helping the smooth functioning of the body system (improving body functions), among others, by restoring the body's bioenergy balance
- Can help increase one's stamina and passion, even though previously lacked or lacked passion and zest for life.
- Aroma Therapy or Aromatherapy comes from two words, Aroma - meaning smell, and Therapy - which means treatment.
- Aroma Therapy is a practice using volatile vegetable oils, including the use of essential oils (essential oils).

Aroma Therapy has been practiced since ancient civilization by the Egyptians 6000 years ago, also by the Romans and Greeks, by massage massage with certain fragrances, also by bathing the water mixed with perfume, also in the Middle East began to be known to the world by refining flowers .

Aromatherapy has also been known in China since 2700 BC, since then also began to be known burning incense to worship the gods, this kind of thing was also known in India 3000 years ago. The ancient Indian tribes on the American continent also used fragrances in their rituals.

Then a French chemist, Rene Maurice Gattefosse, conducted research on the healing power of essential oils. In 1937 he popularized the use of the term Aromatherapy, in a book that discussed the results of his research.

A pleasant natural aroma, will have a positive psychological effect on our body. Essential oils provide psychological and physical benefits, if used correctly and carefully.

Fragrance oil is different from essential oils, because it contains chemicals that are not natural and cannot be used for healing.

SPA AND AROMATERAPY

Sanus Per Aquam or Solus Per Aqua that history proves the number of successful and continuously preserved efforts in the concept of healthy water, which later became known as SPA, is one of the methods of fitness and beauty treatments used by the Greeks and Romans by utilizing the efficacy of water .

Along with the changing times, now the SPA not only utilizes the properties of water, but also integrated with various elements included in the Ten Elements of SPA Experience. The ten elements include water (water),

nourishment (nutrition), movement (movement), integra
tion (integration), aesthetic (art), environment
(environment), cultural expression (cultural expression),
social contribution (social contribution), and time and
space rhythms.

- Hydroteraphy, is a general term for water
  therapy, consisting of a whirpool bath, hotroman
  pool, hot tub, jacuzzi and mineral bath.
- Balnotheraphy, is a general term for the
  treatment of mineral water that uses hot springs,
  minerals or sea water.
- Crenotheraphy (crolinotheraphy) is all types of
  treatment using mineral water, mud and water
  vapor.
- Thalassotheraphy (thalasso means sea in
  Greek), this treatment uses the benefits of sea
  products as vitamins and minerals.

Various SPA treatments are then very closely
related to the use of aromatherapy given the nature of the
diverse aroma therapy which is cheap, easy and widely
available. In line with that the International SPA
Association recognizes various types of spas, such as:

- Destination SPA, SPA treatments designed for
  holistic rejuvenation, useful to make the body and

mind become fitter. Destination SPA also ensures total relaxation while encouraging you to adopt a healthy diet. To get total relaxation, this SPA generally requires more than one day. Therefore called the destination SPA, because it is usually done on an island, hotel or resort outside the city far from the city crowd.

- Day SPA offers a variety of SPA treatments done by professional staff that are available every day. This is a treatment where people can enjoy it every day. Some people go to a day SPA for manicure and pedicure, while others prefer facials or body massages.

- Medical SPA provides SPA services, but is carried out under the supervision of a licensed medical doctor. This SPA focuses on cosmetic treatments, such as lasers to remove spots or blemishes on the skin, Botox injection or fillers.

- Health SPA basically, health SPA focus on maintaining overall health. When doing treatment, practitioners will usually handle it who will provide suggestions to support your health.

- Resort SPA is a SPA found in a resort or hotel. Generally offers SPA services in general as well as fitness classes. Suitable for travelers, families and business people who are often abroad or out of town.

- Mineral Springs SPA as the name suggests, this SPA uses natural mineral ingredients. Mineral SPA springs rely on thermal or sea water to provide hydrotherapy treatments to clients or SPA consumers.

- Airport SPA aims to provide express care for both travelers and passengers before boarding. Some of the most common airport SPA treatments are 15-minute massage chairs and oxygen therapy. Changi Airport in Singapore, is an airport that already provides these facilities for foreign and domestic tourists.

SPIRIT IN SPA

Luh Putu Sarinadi

SPA as a solution per aqua, healthy solutions with sticky water aromatherapy and various SPA treatment techniques and types of spas can only work well, smoothly and successfully in the hands of the therapists. The therapists are the spearhead of the SPA.

As the spearhead, it is often said that Spirit and Culture in SPA are very tight and integrated. A therapist is expected to have body, mind, spirit and soul. the therapists themselves are unaware that in their service to their clients, they have provided a comprehensive service to that client, namely, enthusiasm, energy, soul, mind, attention

A therapist must have a very strong physical and mental strength, because they must be ready to accept clients from various backgrounds, various countries, both large-bodied clients who ask for strong power and some even ask for special services beyond what is offered.

For this reason, it is not only their physicality that must be trained, eat healthy food so they can always be healthy and strong, but what is also very important is how they must train mentally to deal with clients who are sometimes very different from what they imagine. Therefore a therapist must go through a special education and training process, usually given at their respective workplaces. Therapists learn massage techniques, product introduction, and physiotherapy.

Armed with education, a therapist can know about the correct massage techniques. To become a therapist does not have special requirements. Even ordinary people who just want to know about spas can undergo SPA training. But not necessarily be a therapist that is reliable and resilient.

Therefore the therapist must increase his knowledge and abilities at all times. A therapist must have a high SPIRIT that he is able to be a person who can see what the needs of his clients so as to be able to provide SPA services solutions that can and should be done by his client.

The therapist's main task is trying to understand the client.

Working as a therapist, especially in a good SPA can turn out to be a promising profession. If the skills and abilities are considered satisfactory, a therapist can move up to become a senior therapist, supervisor and manager and even a franchise holder. Not even a few who started his career as a therapist and then sent abroad to develop a SPA business.

SPA therapist is one of the fields currently occupied by young children, especially women and men. A professional SPA therapist for women is more sought after by clients to massage or do massages on their bodies, this is none other than because clients will feel uncomfortable if massage is done by men. But there are also some of the female and male clients choosing male therapists in the Massage service because men are considered to have more power than women.

Not all therapists who work at spas must have massage skills, some of which may specialize in beauty treatments, skin care, or other typical SPA procedures. Massage is the most common and important thing that must be mastered by a therapist. Massage is often a major part of the SPA business and can be combined with other beauty treatments.

A therapist is expected to master a variety of treatments, how to use all the products offered, as well as how to promote the teratment they have. general knowledge about beauty and skin health can be very beneficial in a SPA environment.

The therapist is at least also able to master the computer, receive calls / operators must also be able to use cash registers, arrange bookings, this is because some spas sometimes do not provide receptionist services to do all that. Also, because many SPA therapists work fairly independently with regular groups of clients, it is important to maintain good relations with clients through good business practices.

When a therapist becomes a leader in a SPA organization he is required to be able to provide not only physical training in this case a good treatment / massage for the therapist but must be able to provide confidence, confidence, pride in the therapist themselves so that they have more strength to provide services to clients.

Because many people come to the SPA with a variety of purposes, some want to relax the body, some want to relieve stress, some want to eliminate fatigue, some want to smooth the skin and much more, so they are generally people who need the right touch to make them feel the SPA is the most appropriate place for them to visit, and as SPA managers we must also be able to properly understand the needs of the clients who come .PA is not a physical hospital but at the SPA they really expect a lot to be able to help them, so therapists attend to it.

Therapists like educated with confidence, that they are people who are very kind-hearted, big-hearted and have extraordinary strength, and they must be proud of their work, because with that without them knowing it can make people feel calm and comfortable, can smile happy, can make the body fitter and more.

This is because they have the soul, spirit, enthusiasm to provide the best service for clients and of course it is still within the norms of Indonesian society or culture

Can you imagine if the client who came to the SPA felt sick, lemes body handled by people physically they were strong but they did not have the soul, spirit and spirit that exceeds that client? of course the client will feel very dissatisfied. so again the therapist must have soul, spirit, passion and strength in this matter.

Soul, spirit, enthusiasm, energy, if this united extraordinary results, will be able to provide exceptional satisfaction for clients. With that the therapist will get a very proud feeling because it has managed to meet the expectations of the clients.

This is what we really have to implant into all components in an industry, that if every individual has a soul, spirit, the same spirit will make that place have a soul.

A clean, comfortable place occupied by people who have extraordinary souls and spirits to make the SPA itself as if it was the medicine they had been looking for by only coming to the SPA let alone to do the treatment, extraordinary.

In fact, every individual should have enthusiasm in their souls and hearts that are sincere in carrying out any activities that are limited by rules / norms that are in accordance with the results that will be extraordinary for all both for the client and the therapist himself.

Always keep up your spirit and soul in your step, you will find a good way

This is a good book that gives a description which is
the word of SPA is popular these days and has become
an industry; some people believe and assume positively,
some others only associated SPA with the figure of a
massage parlor. To change that view is the task of the
therapist and it can be handled by the therapists
who work with spirit and passion. In fact the therapists are
communicators who deal directly with the audience.
The therapists in Bali have been able
perform this role so as to succeed in realizing the Balinese
SPA industry that is rife, easily found in cities, districts and
remote villages.I agree that the key is that spirit and passion
are exactly like the main contents of this book.,
Prof. Dr. Budihardjo,
Professor of Communication at the University of
Dr. Moestopo, Jakarta

BACK TO NATURE SPA

Nengah Ngenteg

The current condition of human life shows that there has been a distortion of human values in the development of the nation's civilization. fundamental values such as respect for the right to life have been ignored. the decline in the value of morality, honesty and the spiritual portion of society

In this digital era, most people have started living life efficiently, it can be seen from the imbalance between mind, body and soul which is more likely to use the mind by utilizing technology in everything, so there are 2 things that are often ignored, body and soul. which is always based on the welfare state of the body, soul, and social that allows everyone to live productively socially, and economically. Health care is an effort to overcome and prevent health problems that require examination.

Many researchers make efforts to create a tool or drug to make a balance in the human body that is needed by all people, especially humans who live in metropolis areas with a fairly high level of busyness, by using the efficiency method at this time but not yet fully able to make a balance in the body can be fulfilled, by seeing there are still many people who are sick and even to death at a young age.

Reflecting on ancient times where humans lived manually, it has not been contaminated by the digital world and also with a pattern of life that is still simple where people can still mingle with nature by searching for life in nature, so you can see the quality of the human body's health balance far can be awake.

Taking into account these differences, sometimes the important role of nature in the health balance of the human body is sometimes forgotten

Without leaving the positive value of the digital era, many parties began to awaken many ways to meet the balance of physical health by utilizing nature as a medium to balance the mind, soul and human body.

Now with the creativity of people to re-use nature as an important medium in human life by processing simple sources from nature to satisfy the balance of the human body by starting to bloom treatments in a natural way, in particular SPA homes are starting to switch concepts by utilizing nature as a medium or material in treatments .

The human mind will be balanced with the return to nature by absorbing positive energy from nature by doing yoga and meditation by learning concentration and learning to focus on oneself which will influence the mind so that the soul and body can calm down.

The human soul also needs balance by utilizing nature as an object in refreshing the soul in the body by means of refreshing and also a long way to return to find natural energy.

It is inseparable from the purpose of the SPA house where in addition to making a balance of soul and mind the body also needs to be loved without having to be poisoned with chemicals, for example we use sulpur / heated mud called the Mud Bath containing Sulfur is one of the important component that can provide protein intake to the body. Natural elements that are in these compounds are even believed to be able to treat various kinds of problems that appear on the skin.

Natural stone that we can also use for body care by heating and using it to do great massage to increase relaxation and improve blood circulation in the body.

Spices that can not be separated from its important role to smooth the skin that is used as boreh or scrub / scrub to balance skin health. Water besides being a very important source in the lives of all humans is also utilized by creative people to make a Jacuzzi that aims to add relaxation and be useful for all human life.

And there are many more small parts of nature that can be used as a medium / means to treat body, mind and soul.

In human life should not be separated from the concept of Tri Hita Karana, human relations with God, human relations with God, human relations with Nature and human relationships with others.

What is the relationship, Nature, Tri Hita Karana with SPA can be explained as follows; Stimulate all Five Senses (Panca Indra), Overall, the concept taken for treatment at SPA is the Stimulate all five senses (Panca Indra).

Beginning with the satisfaction of the sense of hearing, offerings of natural beauty provide a sense of peace to indulge the senses of vision with added freshness of the welcome drink that will be stored before conducting treatment adds to the sense of satisfaction, to sharpen the sense of smell, the essential Aromatherapy oil burner that we place at several points to stimulate the sense of smell, touch professional massage techniques on the basis of Balinese traditional style combined with three elements: Touch, Pressure, Temperature will add perfection, satisfaction in pampering the sense of touch, with a choice: Relaxing, Renew and Nourishing

Take care of the universe and its contents because it is nature that gives us real life.

Ubud as an oasis of serenity for those seeking deep relaxation of body and mind, offering a variety of natural products and professional treatments including Balinese massage, herbal body scrub and wrap, and an Indonesian style herbal bath. Komaneka SPA is an essential part of Komaneka Resorts. It creates an entirely unique feature for each Komaneka's property.The outlets are not only for in-house guest of Komaneka Resorts but for everyone, whom wishing a perfect solitude-offer ample space and privacy.
Komaneka MarComm Crew

TREATMENT TECHNIQUES

Ni Putu Oka Astini

Soul per aqua is an activity of self-relaxation, rejuvenation and calming the mind. Each SPA has different techniques and treatments.

In accordance with the characteristics or in other words, which causes the SPA is different from one another which leaves a different impression or experience for the client. Another term is "EXACTLY LIKE NOTHING ELSE". SPA techniques that are usually used by spas in general are as follows:

> Effleurage (rubbed)
> Petrissage (squeeze)
> Vibration
> Friction
> Tapotement (hit)
> Walken (transverse rubbing)
> Skin rolling

Balinese pressure (used in Balinese massages). Thumb pressure (pressure using the thumb or thumb).

Hawaiian lomi-lomi (massage using the lower arm). Shiatsu (using pressure point)

In addition to SPA techniques, we will explain a few treatments that have been known in the SPA industry and some of the spas are familiar, as follows:

BODY SCRUB

Is a body treatment that works to remove dead skin cells and rejuvenate the skin. Example: scrub, boreh, coffee, coconut scrub, etc.

BODY WRAP

Is a body treatment that works to soften the skin. Body wrap can also be used for someone who is exposed to sunlight. Example: aloe vera wrap, frangipani wrap, etc.

AROMATHERAPY MASSAGE

Is a massage that uses aromatherapy oils.

TRADITIONAL BALINESE MASSAGE

Balinese massage is a combination of stretching, acupressure and Swedish massage techniques, whose function is to relax.

REFLEXOLOGY

Is the pressure point at the foot, every time we press the point or at the foot, it will always be in contact with other body parts that function to balance the body.

WARM STONES

Is a combination of massage colors from stones and massage oil, where the warmness of the stones will bring relaxation into the body's muscles followed by the placement of stones.

CRISTAL HARMONY TREATMENT

Is one treatment that relaxes using Crystal stones followed by placement of stones according to the 7 chakras in the body that serves to balance the body.

CHAKRA RELATED STONES (STONE)

- Crown Chakra Spirit (our wisdom) Labradorite
- Third eyes Insight (our intuition) Purple flourite
- Throat Expression (our communication) amazonite
- heart Connetion (unconditional love) Rose quart
- Solar plexus Personal power (our confidence) Orange calcite
- Belly button Sacral (our creativity) Tiger eyes
- Hara Hematite Base (balance)

THAI MASSAGE

Is a massage originating from Thailand and is very famous for its stretching, acupressure, thumb pressure, and no oil movements. Serves to increase flexibility.

SHIRODARA AYURVEDIC

Is a traditional treatment from India covering all aspects of life. Shirodara comes from the word 'ayur' which means life; 'Veda' which means science; 'Ayur veda 'means" science of life ",' shiro' which means head; and 'dhara 'which means flow.

Shirodara is a mental relaxation / treatment using oil flow / running oil on the forehead to relax and balance the body. The body (DOSHA) includes three parts:

Vata (space and air)
Pitta (fire and water)
Kappa (water and earth)

SAUNA, JACUZZI, STEAMS, ETC.

Is one of the facilities used by clients before or after treatment that aims to relax the muscles or body muscles and refresh the body.

To make the client feel the maximum treatment, a therapist must follow the following techniques:

- Movement / movement
- Rythme / rhythm in accordance with music

- Body weight / body pressure
- Feeling of touch (a therapist must really relax in handling clients / guests (in taking massage) .

Because the therapist is someone who transfers energy or relaxation to the client)

Thus at a glance the summary attached, if there is an error in this summary, in spelling or sentence, apologize profusely.

"The concept of spa therapists needs to be improved but also adjusted to the development of the era. Indonesian SPA therapists are known abroad as SPA with different typical treatments,"

"Konsep terapis SPA perlu ditingkatkan namun juga disesuaikan dengan perkembangan jaman. Apalagi terapis SPA Indonesia dikenal hingga ke luar negeri sebagai SPA dengan perawatan khas yang berbeda," Dr.Mooryati Soedibyo,SS.,MHum., founder Mustika Ratu

INDEKS

A

aroma, 25, 33, 34, 35, 36, 37, 68, 75,88
aroma therapy, 33, 68, 75, 82, 83, 89
aturan, 49, 50

B

body massage, 42, 75, 80
boreh, 54, 57, 101, 104
bugar, 40, 41

C

cakra, 58
ceremony, 77

D

different, 86, 104, 93

E

elemen, 40
essensial, 34, 82, 83, 87, 88

F

fresh, 80, 82

DAFTAR PUSTAKA - REFERENCES

- antaranews.com

- http://e-journal.uajy.ac.id/6226/3/TA213437.pdf

- http://library.binus.ac.id/eColls/eThesisdoc/ Bab2/2011-2-00961-DI%20Bab2001.pdf

- http://e-journal.uajy.ac.id/6226/3/TA213437.pdf

- http://widyisa.blogspot.com/2017/06/sejarah-perkembangan-aroma-terapi-di.html

- https://id.wikipedia.org/wiki/Aromaterapi

- Johnson, Elizabeth and Bridgette M Redman," SPA: A Comprehensive Introduction,," Penerbit: Amer Hotel & Lodging Assn Educational Institute; 1 edition (January 31, 2009)kompas.com

- Sutanto, Kusuma Dewi, "SPA, Pengetahuan, Aplikasi & Manfaatnya,Penerbit: Gramedia 2015

- Tezak,Edwar and Terry Frowland, Successful Salon and SPA Management, Penerbit: Millady, 2011

- tempo.com

TENTANG PENULIS

Rostiara Silalahi, berlatar pendidikan hospitality, kini manajer SPA di Hotel Nikko Bali Benoa Beach, antusias menulis, bisa menulis tetapi tidak mempunyai waktu yang cukup untuk menulis; sangat bahagia bisa menulis tentang profesi yang ditekuninya: kritis, suka menambah pengetahuan dan beredia berbagi.

Etik Istantiana, menempuh pendidikan tinggi di Universitas Airlangga, kini bekerja sebagai SPA manajer di Holiday Inn Resort Bali Baruna, terlihat tenang, tampak pendiam tetapi kritis dan rajin mengikuti berbagai kegiatan yang menunjang profesi yang telah dipilihnya.

Luh Putu Sarinadi, berlatar pendidikan pariwista dan perhotelan, manajer SPA, ia sangat meyakini passion dan spirit sangat penting bagi seorang terapis. Spirit itu ada di dalam diri sendiri, katanya.

Nengah Ngenteg, menekuni SPA sejak dini dan kini ia adalah manajer SPA di Komaneka SPA salah satu tempat spa yang menonjolkan kelebihan alam, dan salah satunya di Ubud Bali.

Ni Putu Oka Astini, berlatar pendidikan sekolah pariwisata di Mengwitani tercatat sebagai senior SPA terapis di St. Redgis

Hotel and Resort, kini sehari-hari ia mengelola The Autograph , The Stone Hotel Legian Bali.

<u>**TENTANG TIM EDITOR**</u>

Justisia Anisa, praktisi komunikasi di media televisi lulusan program studi Ilmu Komuikasi FISIP UI. Aktif dalam berbagai kegiatan literasi berskala intrnasional seperti Ubud Writer Festival. Bekerja sebagai program officer di iNews group.

Debbie Dyah Anggari, praktisi legal haki yang gemar membaca dan menulis bergabung secara passion di Tiga Sekawan Footprint Research. Lulusan sarjana hukum dan magister bisnis di Central Queensland University, Australia

Terapis adalah orang-orang yang sangat baik hati,
berjiwa besar dan mempunyai kekuatan yang sangat luar
biasa. Terapis harus bangga pada pekerjaannya, dengan
itu tanpa disadari para terapis bisa membuat orang
merasa tenang dan nyaman, bisa tersenyum senang,

Luh Putu Sarinadi

Therapists are people who are very kind-hearted, big-
hearted and have extraordinary strength. The therapist
must be proud of their work, with it unwittingly the
therapist are able to make people feel calm, comfortable,
happily smile ....

Take care of the universe and its contents
because it is nature that gives us real life.
Nengah Ngenteg

The therapist is someone who transfers energy …
Ni Putu Oka Astini

Ekstra Part:

SARASWATI SIMBOL KECANTIKAN DAN BERPENDIDIKAN

"Saraswati menjadi simbol perempuan yang cantik dan educated. Kecantikan perempuan harus lahir dan batin. Perempuan juga harus well educated," kata Dr Martha, saat berbincang bersama sejumlah wartawan menjelang acara Martha Tilaar Beauty Journey Bali, Jumat (21/1/2011) lalu. Saraswati dalam keyakinan Hindu adalah sosok dewi, istri Brahma, yang dimaknai sebagai dewi pelindung, pelimpah pengetahuan, kesadaran (widya), dan sastra. Dewi Saraswati digambarkan sebagai seorang wanita cantik bertangan empat, biasanya digambarkan sedang memegang genitri (tasbih) dan kropak (lontar). Yang lain memegang wina (alat musik/rebab) dan sekuntum bunga teratai.

Tasbih, kata Dr Martha, mengartikan perempuan harus kuat iman.

Rebab adalah simbol komunikasi, sedangkan lontar simbol pengetahuan.

"Perempuan harus pintar berkomunikasi kepada suami, anak, dan masyarakat. Perempuan juga harus well educated seperti makna daun lontar," ujar Martha. Sementara bunga teratai, lanjutnya, bermakna simbol perempuan cantik yang mampu beradaptasi kapan saja dan di mana saja. Seperti bunga teratai yang bisa hidup di mana saja, bahkan dalam selokan yang bau. Perempuan, kata Dr Martha, harus mampu hidup seperti teratai, kuat bertahan tetapi tetap terlihat cantik dalam suka duka.

Filosofi inner-outer beauty untuk memberdayakan perempuan Filosofi cantik luar dalam inilah yang memayungi perjalanan bisnis kecantikan Martha Tilaar. Pengalamannya mengenalkan produk kecantikan tidak meninggalkan persoalan pemberdayaan perempuan. Ide untuk mendirikan pelatihan terapis gratis untuk perempuan dari kalangan tak mampu terispirasi dari kisah TKW di Hongkong.

Dr Martha bercerita, ia pernah berjumpa seorang TKW di Hongkong. Perempuan ini mendekatinya untuk mengatakan bahwa ia menggunakan produk Martha Tilaar. Lalu ia curhat tentang perjalanannya sebagai TKW. Perempuan ini ternyata adalah korban trafficking dan menderita HIV-AIDS. Cerita yang didapat Martha dari perempuan tak dikenalnya ini terbayang terus-menerus dan tak bisa dilupakannya.

Cerita yang memberikan pesan, perempuan perlu teredukasi agar mendapat kesempatan yang lebih baik untuk menghidupi dirinya. "Saya tak bisa melupakan pertemuan itu. Lalu saya usulkan ke manajemen produk spa untuk membuat pelatihan gratis bagi orang miskin. Pendidikan selama delapan bulan untuk perempuan di daerah supaya mereka memiliki kemampuan dan bisa menghidupi dirinya lebih baik," kisah Martha.

Kecantikan perempuan semestinya tercermin dalam sikap, selain juga fisik yang terawat. Sikap memberdayakan perempuan lain hanyalah salah satu cara menumbuhkan kecantikan dari dalam. Karena kaum perempuan bukan kanca wingking, tetapi kaum yang mewarisi karakter Dewi Saraswati.

SARASWATI IS A SYMBOL OF
BEAUTY AND EDUCATED

"Saraswati is a symbol of beautiful and educated women. Women's beauty must be physically and spiritually born. Women must also be well educated," said Dr Martha, while talking with a number of reporters ahead of the Martha Tilaar Beauty Journey Bali event last Friday (01/21/2011) then . Saraswati in Hindu beliefs is a goddess, Brahma's wife, who is interpreted as a protective goddess, an abundance of knowledge, awareness (widya), and literature. Dewi Saraswati is depicted as a beautiful woman with four hands, usually depicted holding a genitri (prayer beads) and a kropak (lontar). Others hold wina (musical instruments / fiddle) and a lotus flower.

Prayer beads, said Dr. Martha, mean women must have strong faith.

Trigon is a symbol of communication, while ejection symbol of knowledge.

"Women must be good at communicating to their husbands, children and the community. Women must also be well educated as the meaning of palm leaves," Martha said. While the lotus flower, he continued, means a symbol of beautiful women who are able to adapt anytime and anywhere. Like a lotus that can live anywhere, even in a smelly ditch. Women, said Dr. Martha, must be able to live like a lotus, strong survive but still look beautiful in ups and downs.

The philosophy of inner-outer beauty to empower women Beautiful inner-outer philosophy is what underlies Martha Tilaar's beauty business trip. His experience in introducing beauty products did not leave the issue of empowering women. The idea to establish free therapist training for women from among the poor can be inspired by the story of migrant workers in Hong Kong.

Dr Martha said, he had met a migrant worker in Hong Kong. This woman approached him to say that he used Martha Tilaar products. Then he vented about his journey as a migrant worker. This woman turned out to be a victim of trafficking and suffering from HIV-AIDS. The story that Martha got from this unknown woman is constantly imagined and cannot be forgotten.

Stories that give messages, women need to be educated in order to get a better chance to support themselves. "I can not forget the meeting. Then I proposed to the management of spa products to make free training for the poor. Education for eight months for women in the area so that they have the ability and can support themselves better," said Martha.

Women's beauty should be reflected in attitudes, as well as being physically cared for. The attitude of empowering other women is only one way to grow beauty from within. Because women are not kanca wingking, but people who inherit the character of Goddess Saraswati.

(*dikutip dari Kompas.com
dengan judul "Martha Tilaar: Perempuan Bukan "Kanca Wingking"",
https://lifestyle.kompas.com/read/2011/01/24/19212361/
martha.tilaar.perempuan)*

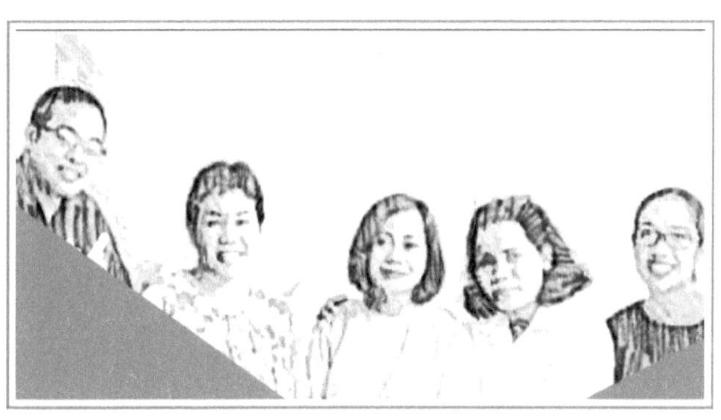